病気になる体質を変える!

免疫健康学

安保 徹

PHP文庫

○本表紙図柄＝ロゼッタ・ストーン（大英博物館蔵）
○本表紙デザイン＋紋章＝上田晃郷

文庫版まえがき

自分自身や家族が病気になると、多くの人は驚きうろたえることだろう。普通、病気になる前から、あらかじめ病気について学ぶ人はほとんどいないからである。結局は、とりあえず病院に行って、医師の診察を受けて、医師に言われるままに、処方された薬を飲むことになる。

しかし、病気になってからあわてるのではなく、まずは病気にならないような生活をすることが大切であることは言うまでもない。実際、昔から日本には「養生《ようじょう》」という言葉があるように、健康に気を配る習慣があった。それは今の日本人にも受け継がれている。

養生といっても、食事や禁煙、早起きなど生活習慣の工夫から、温泉、旅行、山登りなどのレジャーまでいろいろとある。最近では、スポーツクラブが盛んで、中高年の人たちが、ヨガ、太極拳、エアロビクスや筋力運動など、さまざまな運動に取り組んでいる。それは、多くの人たちが、からだを使うことがいかに健康に大切かに気がついたからであろう。

また、たくさんの健康食品やサプリメント（栄養補助食品）が発売され、市場が拡大している。昔におとらず、いや、昔以上に、現代人は病気から逃れたい気持ちが強いのである。だが、その結果はどうであろうか。残念ながら、数年前から医師不足が言われるように、病人はむしろ増加傾向にある。養生の実践が実を結んでいないのか、養生の方法が適切でないのかもしれない。

一方、医療の側の頼りなさも挙げなければならない。多くの病気の原因がわかっておらず、対症療法の薬を出し続けるだけの医療が拡大しているように感じられる。これは、たぶん私だけではなく、病院に通う多くの患者が共通して感じている思いではないか。このような現状を思うにつけ、病気の成り立ちを研究し、そのメカニズムを明確にすることがいかに大切か、さらに痛感している。

私は免疫学の研究を通して多くの病気の成り立ちを明らかにしてきた。とくに、がん、腰痛、アトピー性皮膚炎、リウマチ、炎症性腸疾患、膠原《こうげん》病などの慢性の経過をたどる病気は、日常の生活の偏りからはじまっていることが多いことに気づいた。

このような病気のメカニズムと深くかかわっているのが、自律神経、白血球（免疫系）、体温など、全身をたばねるシステムである。詳しくは、本書で述べているように、交感神経が優位になれば顆粒球が増え、副交感神経が優位になればリンパ球が増えるというメカニズムを発見したことによって、からだの病気と心の状態が密接にかかわっていることがわかった。まさに「病は気から」が、科学的にも裏づけられたわけである。

世の中には、病気になりやすい人とそうでない人がいるようである。たとえば、ちょっとしたことを気にしてクヨクヨと悩みやすい人は、病気を自ら呼び込んでいるようなところがある。気持ちのあり方が、自律神経に作用するわけである。

また、本書で詳しく述べていくように、交感神経優位か極端な副交感神経優位に偏った生活をしていると、病気になりやすい。つまり、そうした気持ちの持ち方や生活習慣が、病気になりやすい体質をつくっている。

逆に言えば、交感神経と副交感神経のバランスのとれた生活を心がければ、病気になりにくい体質をつくることができるというわけである。『病気になる体質を変える！免疫健康学』とは、読者の方々へのそうしたメッセージを込めたタイトルである。

本書は、私の考えの原点ともいえる、はじめての一般書を文庫化したものである。

きっと「未来には、このような考え方が広く受け入れられるのではないか」という思いを込めて『未来免疫学』と名づけて十五年ほど前に出版した本が元となっている。以来、多くの著作を出した。

今や「免疫」という言葉も一般的になり、免疫力が生活習慣や心のありようといかに深くかかわっているか、多くの人が理解しはじめているのではないか。私の免疫学も、「未来」のままではなく、年月を経て「現代」免疫学に成長したのではないかと考えている。

今回文庫化にあたり、私の思いを活かしながら、読者の方に、読みやすい形になるように手を入れたつもりである。

本書をお読みいただき、どのような偏った生き方が病気をつくっているかがわかれば、今、病気を抱えている方もそこから脱却できるし、病気の予防もできるはずである。みなさまの「養生」の工夫のお役に立てることを期待している。

二〇一一年六月

安保　徹

病気になる体質を変える！

免疫健康学

〔目次〕

第2章

気圧と白血球の不思議な関係

——高気圧で顆粒球、低血圧でリンパ球が増加

第3章

自律神経と白血球の相関関係がわかった！

──「福田－安保の法則」誕生

第4章

自律神経と白血球でわかる「からだの状態」

第5章
病気でわかる「顆粒球人間」「リンパ球人間」

第6章
リンパ球はこれで増える

第7章

からだのリズム、免疫のリズム

第8章

なぜ免疫ができたのか——免疫の歴史から未来免疫学へ

［編集協力］荒井敏由紀
［イラスト］安富佐織

序章

免疫学とは何か——はじめての読者へ

◉免疫を担っているのは白血球

すでに私の本を読んだことがある方には繰り返しになるが、今回はじめて読まれる方も多いだろう。はじめに簡単に世間で言われる「安保免疫学」とは、どういうものかを説明しておくことにしよう。

本書でこれから述べていくように、私の免疫理論の根幹をなしているのは、自律神経と免疫システムの白血球との関係である。そこから、「心とからだ」をつなぐ免疫理論が成立してきた。

まず免疫とは何かということからいえば、**〈からだの中に病気の原因となる細菌など異物が入り込んだとき、あるいは、がん細胞のように自分のからだの中に異常が生じたとき、それらを取り除く防御システム〉**である。

人間のからだは、多細胞化と進化の流れの中で、皮膚の細胞、腸の細胞など、それぞれ独特の働きに応じて細胞の特殊化を進めてきた（詳しくは第8章参照）。そして、その特殊化した細胞からは、それまで持っていた、異物から身を守ったり老廃物を処理するといった働きが失われてしまったのである。

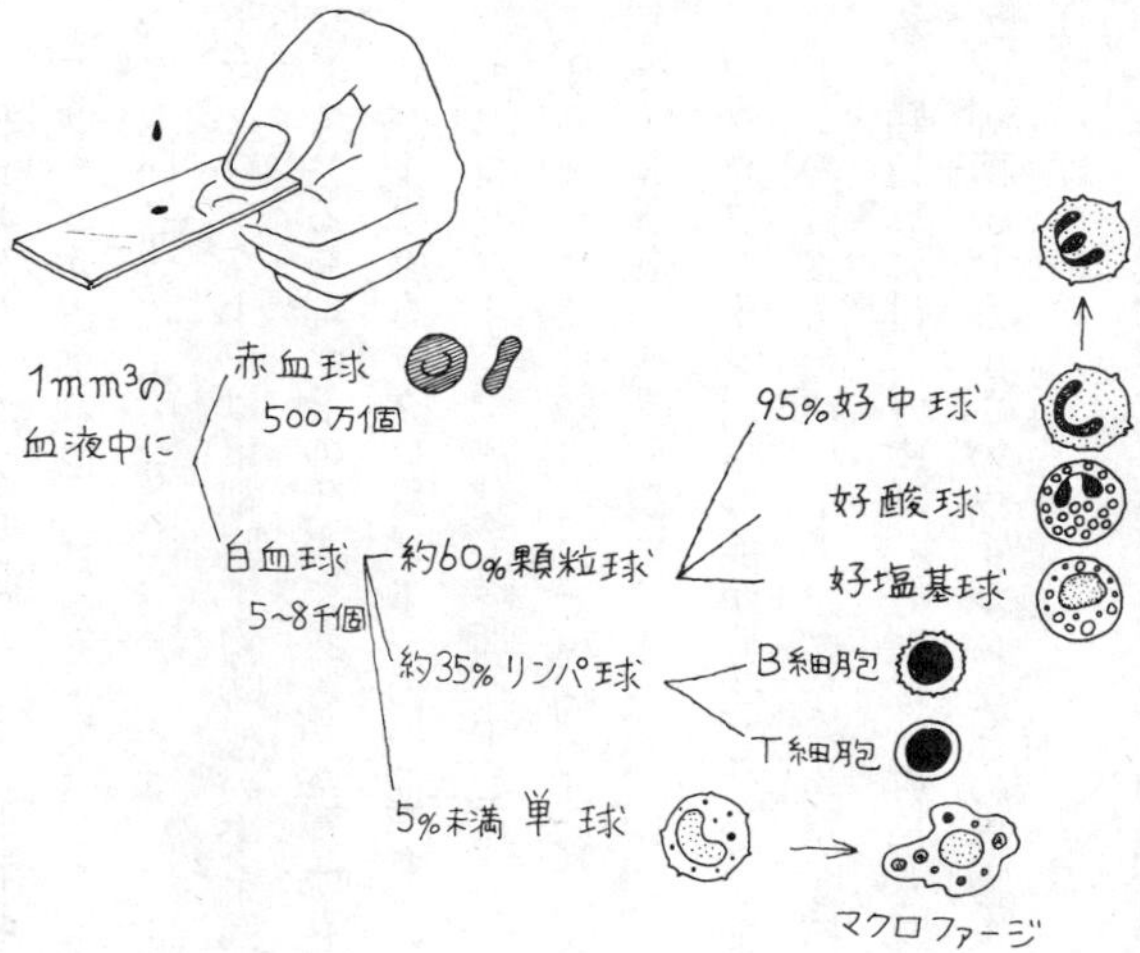

そこで、単細胞生物時代のアメーバ（アメーバは一個の細胞で成体がつくられ、細菌などの異物を食べて分解する）のような細胞に、身を守る役割を任せた。それが特殊化しないまま、単細胞生物にとどまった白血球細胞で、全身に分布して、からだを守る役割を担ったのである。

つまり、免疫力とは、特殊化の流れの中でからだを守る働きを失ってしまった細胞の弱点をカバーするために用意された防御機能であり、それが〈**白血球**〉である。

白血球は、血液一立方ミリメートル中に五〇〇〇～八〇〇〇個含まれている。白血球には、〈**マクロファージ、顆粒球、リンパ球**〉という三種類があり、マクロファージが五％程度、健康な人でリンパ球が三五％（このとき顆粒球六〇％）～四一％（同五四％）程度である。

マクロファージは単細胞生物時代の姿を残している白血球の基本で、血液の中で循環している単球がその代表である。全身にも分布していて、脳のグリア細胞、肝臓のクッパー細胞もマクロファージの一種である。

マクロファージ（単球）は血液中を循環し生体内を絶えず見回っていて、異物が侵入すると、すぐに駆けつけて異物を貪食《どんしょく》（異物を飲み込む）する。また、老化してできた異常細胞を処理する。

マクロファージから機能が分化してできたのが顆粒球とリンパ球である。マクロファージの貪食力をパワーアップしたのが顆粒球で、異物の中でも大きなものを処理する。顆粒球には、好中球、好酸球、好塩基球があるが好中球が最も多い。それに対して、細菌よりも小さいウイルスなどの異物を接着分子を使って凝集して処理するのがリンパ球である。

からだに異物が入り込むと、粒子の大きい異物には顆粒球を、小さくて顆粒球で処理できないものにはリンパ球を誘導するのがマクロファージの役割である。

◉顆粒球とリンパ球の役割分担

顆粒球は比較的大きな異物（細菌など）が外から体内に入り込むと、たちまちそこに駆けつけて戦う。そして、まるごと飲み込んで、分解酵素と活性酸素によって処理する。このときに化膿性の炎症を引き起こす。それは細菌を撃退しているからで、戦った顆粒球の残骸が膿《うみ》である。

しかし、顆粒球が増えすぎると、細菌が少ないにもかかわらず、このような反応を起こしたり、自分のからだを攻撃して組織破壊の炎症を起こしたりする。急性虫垂炎、急性肺炎などが発症するのは、こうしたメカニズムによる（そのメカニズムがわかった経緯については、第1章で詳しくお話ししよう）。

顆粒球は成熟後二、三日で死んでいく。そのときに活性酸素を出す。活性酸素とは、老化や病気の原因となる物質であり、体内には活性酸素を無毒化するしくみが備わっている。しかし、顆粒球が増えすぎると、その働きが追いつかずに、組織破壊が進んでいき、胃潰瘍《いかいよう》、潰瘍性大腸炎、糖尿病、がんなどの病気を引き起こす原因にもなる。

もともと顆粒球は細菌などの侵入による感染症から、私たちの身を守ってくれるものであるが、増えすぎると、病気を引き起こすなど、問題が生じるということである。

リンパ球はといえば、顆粒球で処理できないウイルスなど小さな異物を処理する。リンパ球は異物が体内に入るまではリンパ節の中で休眠状態にある。マクロファージからの指令を受けると、分裂を繰り返し数千倍にも増えて異物と戦う。リンパ球は、異物を膜の一部にある接着分子でとらえて処理し、異物との戦いが終わると、また休眠状態に入る。このときに異物（抗原）を記憶し、次に同じ抗原が侵入してきたときには、素早く対応できるようになる。それが「獲得免疫」である。

マクロファージは、最初に異物が入ってきたときに指令を出すわけであるが、最後の処理も担っている。顆粒球が細菌と戦ったあとの残骸として膿ができる。からだの表面に近い膿は破けて出てしまうが、内部にとどまった膿を食べて処理するのもマクロファージの役割である。

◉自律神経（交感神経と副交感神経）と免疫力の関係

からだの中のほかの細胞と同様に、白血球も自律神経のコントロールを受けている。そのメカニズムについては、この本であとに詳しく述べるが、福田稔先生（福田病院院長・自律神経免疫治療研究会理事長）と私が突き止めた。

このメカニズムについてお話しする前に、ご存じかもしれないが、いちおう自律神経とは何かについて触れておこう。

全身の神経系統は、手足などのように意識的に筋肉を動かせる随意神経系と、内臓や血管のように意識して動かすことができない不随意神経系（自律神経系）に分かれている。

自律神経とは、心臓の拍動や胃腸の運動のように、私たちの意志とは無関係に、からだの働きを自律的にコントロールして、健康を維持する役割を担っている。つまり、無意識のうちに働いていて、私たちのからだを構成する六〇兆個の細胞を調整している神経である。

この自律神経には、〈**交感神経**〉と〈**副交感神経**〉があり、両者は相反する方向に働いている。興奮する体調をつくるのが交感神経であり、リラックスする体調をつくるのが副交感神経である。

よって、普通は、昼間活動するときに優位に働くのは交感神経であり、休む、食べる、眠るときなどに働くのが副交感神経である。自律神経は、私たちのからだのどの細胞を働かせて、どの細胞を休ませるかを決めているのである。そして、免疫システムもまた、自律神経の支配を受けていることを、私たちは突き止めた。

その基本的なメカニズムは、**〈交感神経が優位になると顆粒球が増え、副交感神経が優位になるとリンパ球が増える〉**ということである。このことによって、本書で説明しているように、いろいろな病気や現象との因果関係がわかるようになった。

また、自律神経はからだだけでなく、心の状態にも影響を及ぼしている。「病は気から」と言われてきたが、自律神経と免疫力の関係がわかったことによって、その意味もかなりはっきりしてきたといえよう。

自律神経の中枢である視床下部は、上位の大脳辺縁系（感情の中枢）、さらにはその上位の大脳皮質（理性的な考えや行動を支配する）に影響されている。そのため本来、不随意神経で思うにまかせない自律神経であっても、個人の感情や考え、さらに行動によって影響を受ける。

第5章で詳しく述べるが、たとえばストレスを抱えているときには、心身ともに緊張しているので交感神経が興奮している。ストレスを受けると、無意識のうちに食べものに手を出しがちであるが、それはからだが自然に消化管を動かして副交感神経を刺激してリラックスすることを求めるからである。

悩み、怒り、悲しみなどのストレスが強かったり、ハードワークや不規則な生活など無理が続くと、交感神経緊張状態になる。それはある程度までは、脈拍や血圧を上げて血流をよくするが、過剰になると、血管収縮が強くなり血流障害が生じ低体温にもなる。さらに血管に負担がかかるので高血圧にもなる。

進行すれば、狭心症、不整脈などが発症することにもなりかねない。それはまさに交感神経側に偏って顆粒球が多い**〈顆粒球人間〉**である。

さらに顆粒球を増やし、活性酸素の産生量を増やすので、口内炎、歯周病、胃潰瘍、潰瘍性大腸炎などの粘膜傷害を引き起こす。その最たるものが、がんである。

一般には、おだやかな生活をして副交感神経優位な状態のほうが健康といえる。しかし、それも程度問題で、あまりにも副交感神経優位でリンパ球が多い**〈リンパ球人間〉**になると、代謝が低下して筋肉からの発熱が弱くなって低体温になり、疲れやすく気力が湧かない状態になる。また、花粉症やアトピー性皮膚炎などのアレルギー疾患を発症したりする。どちらかが過剰になっても、バランスが崩れて健康が保てなくなる（112〜113頁の図参照）。

◉長生きだけが人生の目的ではない

本書では、自律神経をある程度コントロールすることができるようになれば、「顆粒球人間」か「リンパ球人間」に偏る危険を緩和できるということが、一つの主題である。

これからおいおい述べていくが、交感神経優位か副交感神経優位か、という自律神経のレベルが決まると、生体防御のパターンも、顆粒球タイプかリンパ球タイプのどちらかに、ある程度決まってくる。

ここから健康の定義をしてみると、**〈自律神経のレベルが極端に交感神経緊張（優位）に傾いたり、極端に副交感神経優位になったりしない「からだ」が健康な状態〉**と呼べる。自律神経の針がどちらかに偏ると、強度の「顆粒球人間」や「リンパ球人間」になり、その場合、病気になる確率が高いからである。

たまに「短眠のすすめ」などという本も見かけるが、短時間睡眠になると、一日の活動量が多くなりすぎ、交感神経緊張の「顆粒球人間」になりがちである。逆に、睡眠時間が長すぎると、「リンパ球人間」になりやすい。

もちろんバランスがとれているのがいいのであるが、「顆粒球人間」と「リンパ球人間」の、どちらが健康で長生きかといえば、副交感神経優位でリラックスして生活している「リンパ球人間」のほうであろう。

しかし、私は、病気にかからず、長生きすることばかりが人生の目的ではないと考えている。仕事をする場合、活動度や緊張感が充分に高くなくては、いい仕事はできない。ストレスがまったくない状態が必ずしも最善なのではなく、**〈ストレスを自分への刺激剤として上手に使うこと〉**が大切である。

それに、たとえ六十歳で死んだとしても、いい仕事ができれば、それでいいではないか。要は、その人がどんな生き方を好み、自分の人生をいかに送るかということなのである。

長寿を目指す人は、できるだけ日常の活動を少なくして、自分の活動の持ち分を、時間をかけてゆっくり使っていくことを心がければいいと思う。

現代医学では、動物は成長期の七倍の寿命を持つとか、体重に対する脳の比重が高いほど長寿であるなどの理由から、人間の寿命を百三十年とする説すらある。自分の活動パターンを見直すことによって老化を制御し、寿命をコントロールしようとする試みがなされていることも事実である。

◉自分の中の「顆粒球人間」や「リンパ球人間」とうまくつき合う

私は日の出とともに目が覚める。ぱかっと起きて表に出て散歩をする。冬は七時ごろまで寝ているが、夏は四時ごろに目が覚める。そういう習慣になっている。

自分の体調のリズムは、脈拍を調べてわかっているので、仕事の仕方も、それを基準にしている。交感神経優位の午前中は仕事が一番はかどるので、九時から十二時まで非常な集中力を持って自分の論文を書いたり、学生の論文を読んだりしている。このとき、顆粒球レベルは、一日のうちで最高潮に達している。

昼ごろになると、ぱったりとエネルギーが切れる。食事を摂るとエネルギーは多少回復するが、午後からは、やや副交感神経優位になる。仕事の内容も午前中とは変え、実験のアドバイスなどをするようにしている。

夕方になると能率が下がるので、あまりオーバーワークにならないようにする。自分に与えられた人生の持ち分を早めに使いきることのないように気をつけて、リンパ球型のゆったりした時間帯へとスムーズに移行するようにしている。

本書全体を通じて一番強調したいことは、リズムの大切さである。人間は、「顆粒球多し」と「リンパ球多し」の間を揺れ動きながら、生き生きとリズムをもって生きられると思うからである。

そのせいか私は、近ごろ流行の、「前向きな姿勢でいることは健康にもいい」という考え方に大賛成することができない。だいたいが、いつもいつも前向きでいるなどということは不自然ではないか。自分を省みても、しょんぼりするときもあるからこそ、調子のいいときが一段と冴えてくるわけで、人によっては前向きであろうとすること自体がストレスになる場合もあろう。

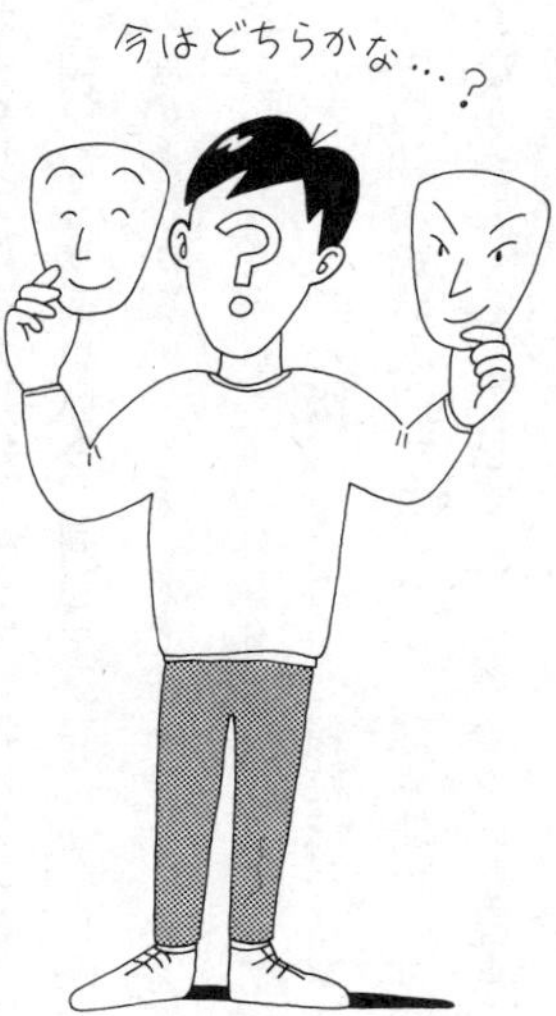

天気に高気圧と低気圧があるように、人間も〈**顆粒球とリンパ球の揺**

れ動くリズムを大事に〉生きていけばよいのである。

顆粒球もリンパ球も、同じマクロファージから出た兄弟の細胞である。もとより仲の悪いわけがない。一見、対立するようにみえても、それは両者が互いの足らざるところを補い合う、シーソーの働きをしているためである。

読者のみなさんが、自分の中の顆粒球とリンパ球を意識すること——それは、自分の中の「顆粒球人間」と「リンパ球人間」と、どうつき合っていくか、ということにつながってくる。そして、一度そのような視点を持った人は、私と同じように、リズムの大切さに気づくにちがいない。

さて、序章では、安保免疫学の要点について駆け足で紹介してきたが、次章からは、これらの理論にたどり着いた経緯について、ゆっくりとお話しすることにしよう。

第1章

なぜ晴れた日には虫垂炎が増えるのか

——「安保免疫学」事始め

◉福田稔さんとの出会い

一九九四年（平成六年）の十二月十六日に、ハンチングをかぶってずんぐりした五十がらみの男性が、「安保先生！」と、突然私の研究室に飛び込んできた。一瞬、「土建屋さんかな」と思わせる風貌のこの人、実は新潟県立坂町病院に勤める（当時）外科医の福田稔先生であった。

見るからにエネルギッシュな福田さん、初対面の挨拶もそこそこに、息せききって話しはじめた。

福田「私は大のゴルフ好きなんですが、困ったことに、晴れた日にはゴルフに行けないことになっている。とくに『だし』が吹くと、ゴルフはあきらめんばなんない」

安保「なんのことですか、それは」

この「だし」というのは、新潟地方の言葉で、秋から冬にかけて、越後平野めがけて山形県の飯豊《いいで》山系から吹き降ろす強い風のことである。この風が吹いたあとは、きまって快晴となる。絶好のゴルフ日和のはずではないか。

福「ところがです。どういうわけだか、だしが吹いて晴れると必ずアッペ（虫垂炎）

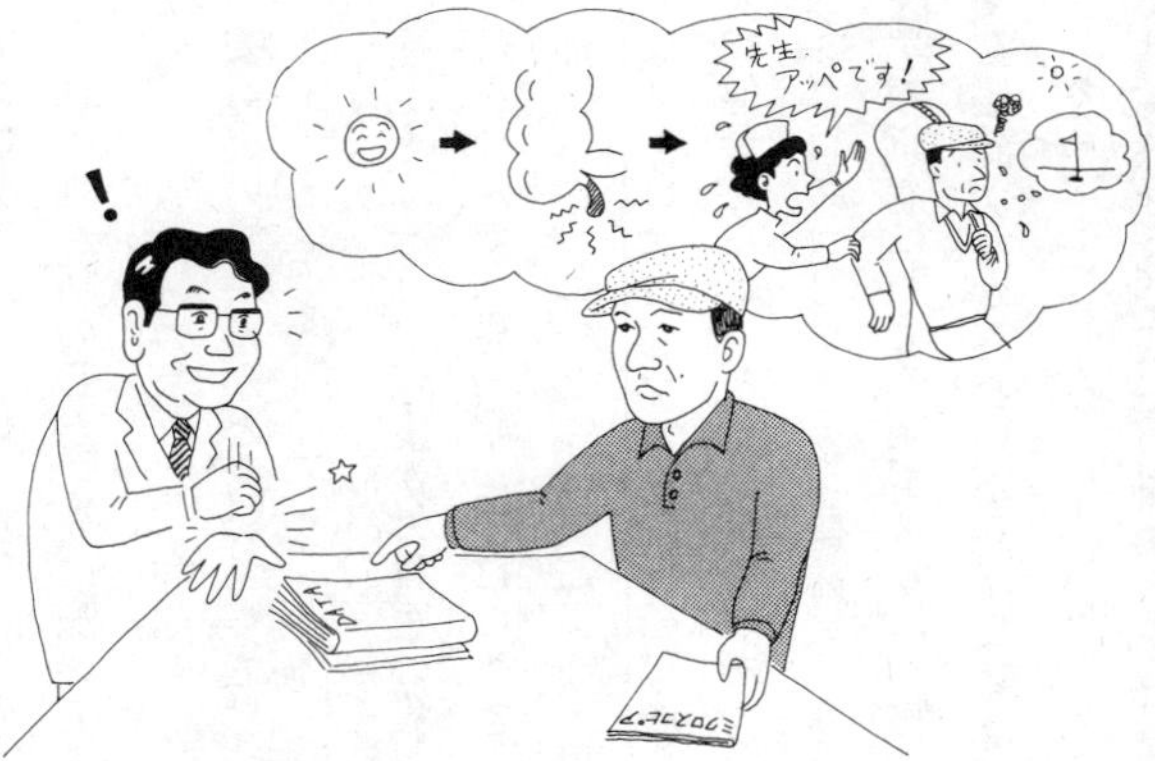

の急患がきて、診んばなんないもんで、ゴルフに行けないんですよ」

安「ああ、そういう意味か。仕方ないじゃないですか。先生は医者なんだから」

福「いや、それがそうでないんです。さあ、今日はゴルフだ、と楽しみにしている日にかぎってアッペが出る。あんまり度重なるものだから、変だなと思って記録を取ってみたら、アッペが出る日はきまって晴れてる。『だし』の吹くころだけじゃなくて、春先から夏にかけても、快晴にはアッペ。これは、なんだか臭い。高気圧とアッペ。精度の高い気圧計を買って本格的に調べてみたら、気圧が高いほど、どうも重症のようだ。前に一度、一〇二八hPa（ヘクトパスカル）というかなりの高気圧のときに、虫垂に孔《あな》があいた患者もいたんです。
これは誰か話のわかる人に聞いてもらわずにはいられん、と思いまして。どうですか、臭いませんか」

安「臭いませんかと言われても。つまり、先生は高気圧と虫垂炎に何か関係があると……」

福「そうそう。何度か外科医の集まりでも報告してみたんですが、誰も取り合ってくれないんで、思い余ってここへきたんです」

福田さんが私のところへこようと思い立ったのは、ちょうどその一ヵ月前、二人とも『ミクロスコピア』という医学雑誌に寄稿しており、そのときの私の原稿を読んで、何かしらピンとくるものがあった、というようなことだったらしい。
『ミクロスコピア』(季刊雑誌　一九八四年三月に創刊され二〇〇九年十一月で終刊)は、医学の研究に関する記事よりは動物や山、絵やグルメの話のほうが多い、科学雑誌か文芸雑誌かわからない不思議な雑誌で、私が敬愛する藤田恒夫先生(新潟大学名誉教授)が編集していた。一九九四年の十一月に発行されたこの雑誌の同じ号に、福田さんは「虫垂炎と気圧の関係」を書いており、私は「リンパ球進化の道すじ」を書いた。外科医が免疫学者に会いにきたのは、こんな誌上での出会いがきっかけであったのである。

◉気圧と虫垂炎の関係

福田さんの言う「だし」という言葉が気になった。この言葉は、最近の若い人などにはもう使われることのない典雅な言葉で、土建屋さんにまちがえた人の口から出たこともおもしろかったが、私の出身地青森の「やませ」を思い出したのである。夏のはじめ、「やませ」と呼ばれる乾いた冷たい風が三陸海岸のほうから吹いてくる。この風が吹くと体調を崩したり、稲の発育が止まるなどといわれ、季節の変わり目を告げる風として土地の人には知られている。だから、新潟で「だし」が吹いたあと晴天になるのもよくわかる気がしたし、もう一つ、虫垂炎が高気圧のときに起こりやすいといったことにも思い当たるものがあった。

昔から私は、人間のからだの変化のリズムに興味があって研究をしていた。免疫学者だから血液中の白血球を主に調べるのだが、その白血球の種類と数が季節や時間帯によってリズムをもって変動することを若いころに発見した。

からだのリズムや変調が環境と密接に関係しているという理解は、いわば私の十八《おは》番《こ》であって、こんな話を持ってやってきた福田さんは、「飛んで火に入る夏の虫」が悪ければ、「鴨がねぎしょってやってきた」ようなものだ。福田さんは、何かに導かれでもしたように、くるべくして私のところへやってきたのである。

ところで、考えてみれば、天気は高気圧と低気圧の繰り返しである。高気圧のときにかぎって虫垂炎患者が多く出るというのなら、気圧というリズムが、人間のからだのリズムとなんらかの形で関係しているはずである。福田さんのまわりの人とちがって、私は、気圧と虫垂炎につながりがあるという彼の発想を、おかしいなどとは思わなかった。そう言ったら福田さんは気をよくして、持参したデータを私に見せてくれた。

見ると、一九九二年の二月から一年二ヵ月にわたって、五七例の虫垂炎患者の症例が記録されており、虫垂炎のタイプをその程度のちがいによってカタール性（液体が滲《にじ》み出す）、蜂巣炎《はちすえん》性（赤く腫《は》れる）、壊疽《えそ》性（組織が死んで黒くなる）の三つに分け、それぞれについて一〇ヘクトパスカルきざみに分けた気圧との相関が示されていた。

それによるとまず、虫垂炎はその57%が一〇〇一～一〇一〇ヘクトパスカルの気圧

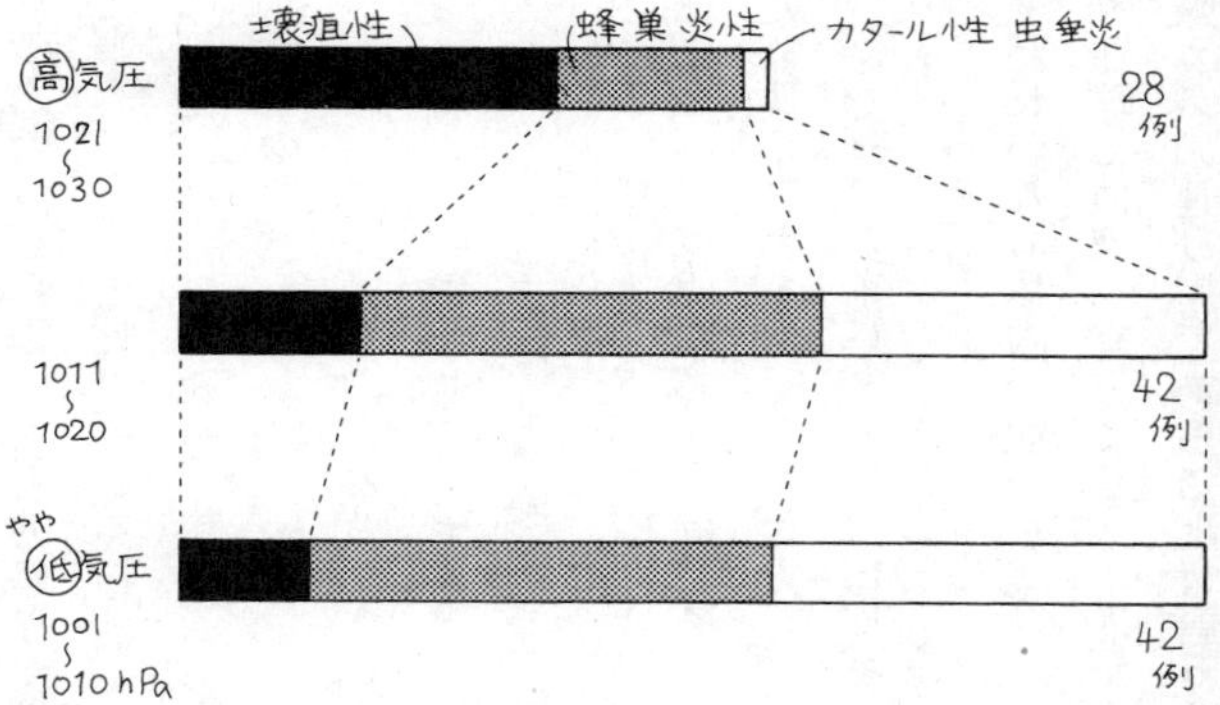

帯で起こっている。さらに炎症の程度と平均気圧の関係は、一番軽症のカタール性が一〇一〇・五、次に蜂巣炎性が一〇一三、最もひどい壊疽性が一〇一九ヘクトパスカルと、なるほど気圧が高くなるほど虫垂炎も悪化している。気圧と組織破壊に関連があるという福田さんの見方は、かなり鋭いといえる。

その後、福田さんは症例数を一一二例にまで増やし、上のグラフのように、高気圧になるほど重症例が増加することを証明した。

◉白血球の中の顆粒球とリンパ球

私は専門が免疫だから、組織破壊と聞くと即座に顆粒球という細胞を思い浮かべる。私にかぎらず、虫垂炎といえば顆粒球――は、多少でも医学を学んだ者なら頭に反射的に浮かぶ連想であろう。腹痛がひどい患者の血液を顕微鏡で調べて（今は機械が自動的に調べてくれるのだが）、白血球のうちの顆粒球という種類の細胞が増えていたら、虫垂炎を疑って手術の準備にかかる――これが長年の医学の常識なのだ。

ただ、私がほかの人とちがうのは、白血球と自律神経の働きを関連づけて考える習慣が身についている点である。これは、私が学生時代に最も影響を受けた斉藤章《あきら》先生（元東北大学医学部講師）のユニークな理論が頭に焼きついているためだ。斉藤先生は、人間のからだを守る白血球のうち、二大防御細胞ともいうべき顆粒球とリンパ球について克明に調べ上げ、それぞれの細胞が自律神経の影響のもとに増えたり減ったりすることを発見していた。

話を進める前に、ここで白血球についてもう一度簡単に説明しておこう（19頁の図参照）。

われわれの体内の血管を流れている血液の細胞成分が血球であり、その絶対多数が赤血球で血液一立方ミリメートル中に含まれる数は約五〇〇万個。赤血球が酸素と炭酸ガスの運び屋であることは言うまでもない。この赤血球の間にまぎれて少数の白血球があり、こちらは血液一立方ミリメートル中に五〇〇〇～八〇〇〇個を数える。赤血球のわずか0・1％しかないこの白血球が、われわれのからだを守るのに多大な貢献をしてくれている免疫担当細胞で、顆粒球とリンパ球の二種類でその約95％を占め、残りの5％程度を単球——これが血液中を流れて組織にたどり着くとマクロファージとなる——という細胞が占める。

このうち顆粒球は、健康な人では血液一立方ミリメートル中に三六〇〇～四〇〇〇個を数え、白血球の約60％ぐらいを占めているのだが、からだに炎症が起きているときには、この数が一～二万個にも増え、白血球の90％以上を占めるようになる。だからこうした顆粒球の増加が、診断学では、肺炎や扁桃腺炎、虫垂炎などが起きていることのサインになるのだ。

顆粒球は、体内に侵入した細菌や死んだ細胞などを食べて分解し、からだを守っている。細菌の侵入があると、そこへ多数の顆粒球を投入するため、骨髄でさかんに顆粒球がつくられる。そのため炎症が起きているとき、血液中の顆粒球が増えるのである。

通常、「免疫」という言葉は、「抗原‐抗体反応」——ある特定の抗原に対抗できる抗体がつくられてからだを守る反応——を指しており、白血球のうちのリンパ球が抗体の産生を担当している。そのため、生体防御といえば、それはリンパ球ということになるのだが、しかし、広い意味でからだを守ることが免疫だと考えると、細菌を食べる顆粒球もその重要な一翼を担っているのだから、もう少し光を当てるべきではないか、と私は常々思っている。この考え方には、斉藤先生の影響が大きいが、その説明はもう少しあとですることにしよう。

さてこの顆粒球、細菌を退治したあとは自爆して果てるという、すばらしく献身的な細胞である。細菌との戦いに果てた顆粒球の累々《るいるい》たる死骸が、あの「膿《うみ》」にほかならないことを知る人は多いだろう。

ところがやっかいなことに、顆粒球が死ぬとき、活性酸素（反応性の高い危険な酸素）をたくさんまき散らす。この活性酸素が組織や細胞を破壊する元凶なのである。私はこれが虫垂炎にも関係しているのではないかと思ったのだった。しかし、気圧と顆粒球を結びつける前に、まずは自律神経について話しておかなければならない。

◉交感神経と副交感神経の関係

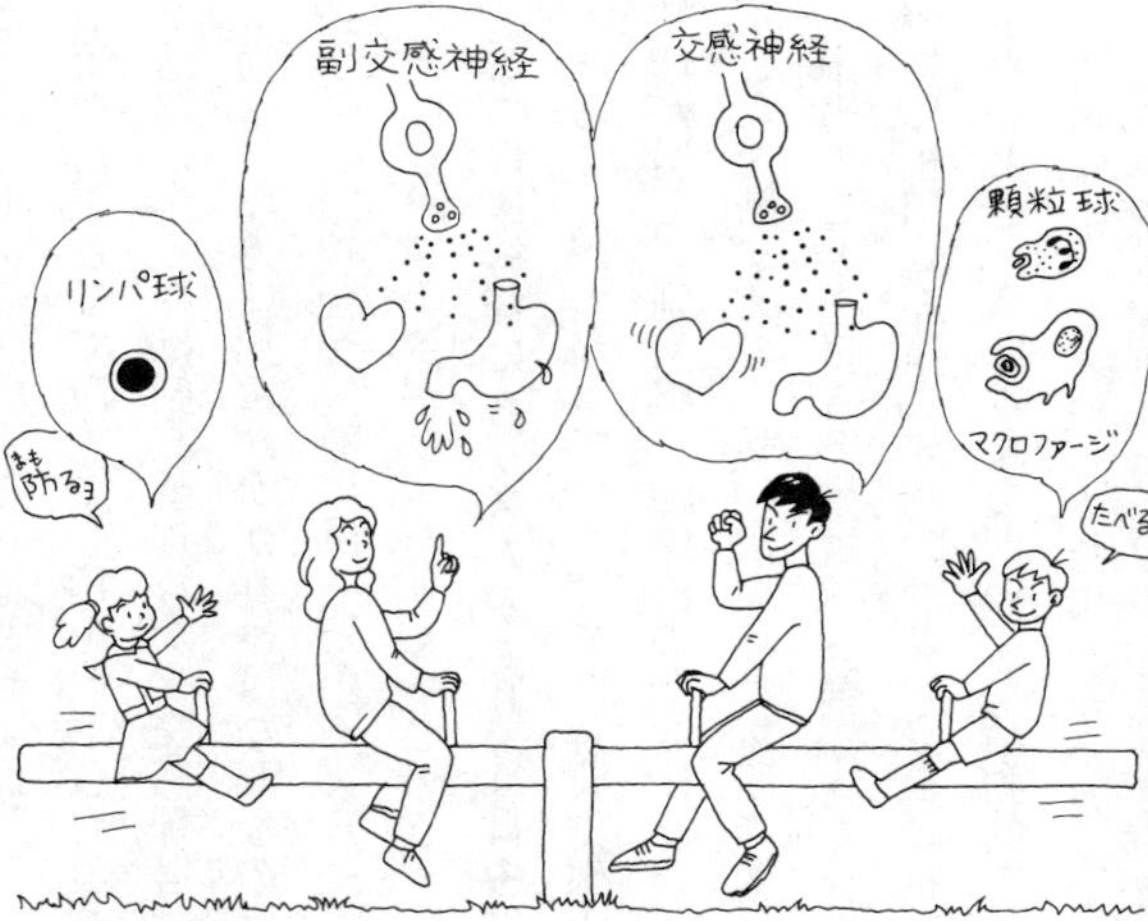

からだを防御する白血球に顆粒球とリンパ球の二つの大きなタイプがあるように、自律神経にも交感神経と副交感神経の二種類がある。自律神経は、内臓の働きなどを無意識のうちに調節してくれる神経で、交感神経と副交感神経は相拮抗《きっこう》してシーソーのように働いている。自律神経と呼ばれるのは、これらが運動神経などとはちがって、われわれの意志の働きから独立しているためである。脳がなんにも指令を出さなくても、自律神経が心臓や胃腸を働かせてくれているのである。

「シーソーのように」というのはその働きが正反対であるという意味で、たとえば交感神経が血管を収縮させて血圧や心拍を上昇させるのに対し、副交感神経は血管を拡張させて血圧や心拍を低下させる。また胃酸の分泌を促進したり胃腸の動きを活発にするのは副交感神経で、交感神経は逆にこれらを抑制する。さらに自律神経は通常、片方に比重がかかりっぱなしなのではなく、交感神経が優勢に働くと今度は必ず副交感神経が優勢に働くというように、交互に主導権を握ることからも、シーソーというイメージがぴったりくると思う。

この自律神経にもリズムがあり、**〈日中は交感神経優位、夜間は副交感神経優位〉**であることがわかっている。また斉藤先生の研究によると、交感神経優位のときに顆粒球が増え、副交感神経優位のときにリンパ球が増えるという相関がある。

これを踏まえて、私は白血球と気圧の関係を調べてみようと福田さんに申し出た。それは、本当のことを言うと、調べる前から私にはだいたいの予想がついていた。

最初に福田さんが「ゴルフ」というひと言を発したためで、天気がよくてゴルフに行きたいとき、人間はまちがいなく活動的な状態になっている。そして活動的なときの白血球は――と、のどまで出かかったが、私はつとめて平静をよそおい、福田さんに、もう少し組織傷害と気圧の関連を調べるよう頼んで、その日は別れたのだった。

第2章

気圧と白血球の不思議な関係

——高気圧で顆粒球、低血圧でリンパ球が増加

◉脈拍数と精神状態の関係

年が明けて、一九九五年（平成七年）一月十二日から、私は白血球と気圧の関係を本格的に調べはじめた。福田先生にならって私も、教授室に上等の気圧計を置いた。実際に自分や研究仲間たちから採血して白血球データを調べたが、どうやら気圧が高いときは顆粒球が多く、リンパ球は少なくなり、気圧が低いときは逆の傾向がみえてきた。

また、白血球の検査と同時に、私はもっと単純なことを調べた。斉藤先生がしていたように、自分の脈を計り、気圧を含めた外的環境の変化との相関をみたのである。

まず毎日午前九時、十一時、午後一時、三時、五時の五回の脈拍の計測を一ヵ月間続けた。そのうちに、だんだんと自分のからだのリズムがつかめてきた。脈拍には日内リズムがあり、日中は多く、夜間は少なく打つ。私の場合、大ざっぱに言うと午前中が七〇で一番高く、午後が六五、夕方以降が六〇ぐらいと、だんだん下がっていく。

脈拍が多いか少ないかは、交感神経が優位か副交感神経が優位かのサインである。つまり、午前中、私のからだは交感神経優位の状態になっているが、午後から夜に向けては副交感神経優位に移行する。その自律神経のリズムが、脈拍にきちんと反映されているのだ。

風邪をひいたときや寝不足のとき、脈拍は少ない。このとき、からだは副交感神経優位になっている。逆に、風邪が治るころには脈拍が多くなっている。夜中に、ぐっすり寝て起きた朝には脈拍が多い。そして問題の気圧との関係であるが、低気圧のとき、私の脈拍は少なく、高気圧のとき、脈拍は多いという結果を得るまでに一ヵ月とはかからなかった。

脈拍と一緒にときどき呼吸数も測ってみたが、脈拍の多いときは呼吸数も同じく増えていた。呼吸数も自律神経のシーソーの傾きをかなり正確に反映しているのだ。

気圧計を見ながら脈拍を計っているうちに、**〈高気圧＝交感神経優位〉**、**〈低気圧＝副交感神経優位〉**という図式が、私の中でできあがってきた。

おもしろいことに、脈拍数と精神状態の間にもずいぶん関係があることがわかってきた。

具体的には、私の場合、一分間の脈拍が五〇～五五で理由もなく悲しくなる、これまで経験した悲しいことを思い出す。五五～六〇　しょんぼりする、お酒が飲みたくなる。六〇〜六五　元気が出ないが仕事はできる。六五〜七〇　特別な感情が湧かない、最も平均的な状態である。七〇〜七五　やる気が出る、仕事がはかどる。七五〜八〇　理由もなくうれしい、何をやってもうまくゆく。八〇を超えると、うれしくてうれしくて、大学のキャンパスでたまたま会った人にも、研究がうまくいっているとか、論文をたくさん書いているとか、自慢したくなる。なんだか脈拍のほうが私の精神状態を操っているかのようにも思えてきた。

◉顆粒球とリンパ球の役割

私が脈拍と気圧のデータを取っている間にも、福田さんからは毎日のように電話が入ってきた。

福田さんは過去の臨床データを解析して、気づいたことを逐一報告してくるようになっていた。「長生きの土地は低気圧だ」と発見したときなどは大得意だったし、顆粒球とリンパ球にもすっかり興味を持って、「胃の全摘ではある期間、顆粒球が増える」だの「手術は顆粒球を増やす」だのと言ってきた。なかには「箸《はし》がころんでも笑う人はリンパ球が多い」というのもあった。

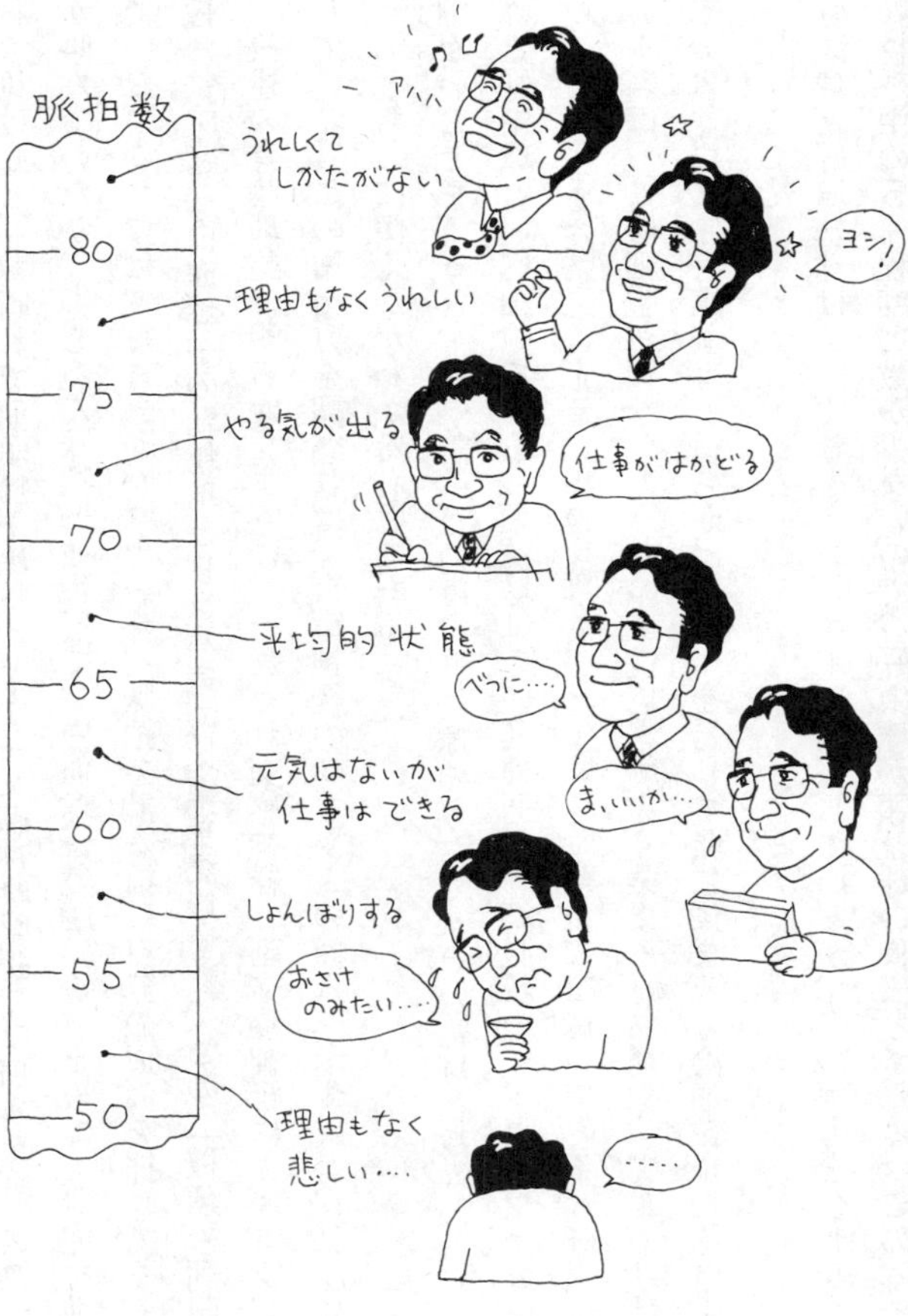

脈拍数
80
75
70
65
60
55
50
うれしくて
しかたがない
アハハ
理由もなくうれしい
ヨシ！
やる気が出る
仕事がはかどる
平均的状態
べつに……
元気はないが
仕事はできる
ま、いいか…
しょんぼりする
おさけ
のみたい……
理由もなく
悲しい…
……

私も負けじと「秋晴れで偏頭痛が出る」とか「交感神経緊張では痛みを感じない」とか叫んでいたが、もちろん脈拍と並行して、白血球と気圧に焦点を当てて研究を進めていた。これには、毎日きっかり十一時、脈拍を計る前に自分の血液を採って、その日の気圧と、白血球中の顆粒球とリンパ球の比率を記録する。この二種類の細胞は、後述の斉藤理論に明らかなように、それぞれ交感神経、副交感神経によって支配されている。この増え方を調べれば、自律神経のシーソーの傾きを示す針が、気圧によってどちらに傾くかがわかるわけである。

細かいことを言うと、私が調べたのは、顆粒球のうちでもその絶対多数（95％）を占める好中球という細胞である。顆粒球はその名の通り、細胞質中にポツポツと分泌顆粒（さまざまな酵素やホルモン様の物質を閉じ込めたカプセル）を持っている。好中球という名は、この細胞が顆粒球のうちの酸性色素で赤く染まる好酸球や、アルカリ性色素で青く染まる好塩基球とはちがって、中をとって紫に染まる分泌顆粒をたくさん持っていることからついた。

好酸球と好塩基球は、いずれもアレルギーに関係しているが、その両方を合わせても顆粒球中の5％程度と数が少ないので、好中球が顆粒球の代表とされる。この本で顆粒球といっているのは、特別に断らないかぎり、好中球を指している。

さてその顆粒球（詳しくは好中球）は、直径一〇～一五ミクロン（〇・〇一～〇・〇一五ミリメートル）の細胞で、細胞が成熟する（大人になる）につれて核がいくつもに分かれていくので、顕微鏡で見て、核の形からすぐそれとわかる細胞である。

この細胞は、血液とともに全身を回ってパトロールしており、細菌や異物がからだのどこかに侵入すると、付近の血管からアメーバのように外に這い出していっせいに現場に急行し、蛋白《たんぱく》分解酵素を分泌して侵入者を食い殺しながら自爆する。働くだけ働いたあとに自分は死んでしまうのである。

このとき、活性酸素が多量に発生して組織破壊を起こすことが多い。顆粒球という細胞は、寿命が二、三日しかない短命な細胞で、細菌刺激などでいったん働き出すと必ず死ぬという運命を持っている。死にゆく顆粒球が活性酸素を出すのである。

虫垂炎、とくに「壊疽《えそ》性」というタイプでは粘膜組織がひどく破壊される病気であるから、福田さんの話を聞いて私の頭に浮かんだのが、この顆粒球の姿だった。

これに対しリンパ球は、顆粒球よりやや小ぶりの直径六～一〇ミクロン（〇・〇〇六～〇・〇一ミリメートル）の細胞で、白血球の35％前後を占め、特別のものを除いては分泌顆粒を持たない。丸い核ばかりが目立っている。

リンパ球は、からだに侵入する異物を「抗原」と認識し、「抗体」をつくってそれを処理する「免疫」の仕事を担当しており、大きくB細胞とT細胞に分かれている。

B細胞は骨髄（Bone marrow）でつくられたままの細胞で、指令が出ると抗体産生の任務を遂行する。T細胞は骨髄でつくられた細胞が、胸腺（Thymus）で特殊な教育を受けたもので、B細胞の働きを指導する能力を持っている。それぞれ、出身校の英文名の頭文字を取って、BとかTとか呼ばれている。

胸腺という臓器は、人間では心臓にかぶさるような位置にあり、リンパ球にとってみれば大学のようなものである。そしてこの大学の卒業生は、B細胞にはない専門的な能力を身につけており、B細胞を指導するエリートである。

実は、胸腺大学を出なくても、相当する指導力を身につけているT細胞が存在することを、私は一九八九年に発見している。それが胸腺外分化T細胞である（詳しくは第8章で述べる）。

◉気圧によって変動する顆粒球とリンパ球の比率

さて、私は、生体防御に貢献する白血球の二つのタイプ、顆粒球とリンパ球に注目し、これらの細胞が気圧の影響によって血液中でどのように増減するかを調べてみた。どちらが優勢に活躍しているかによって、そのときの生体防御の傾向がわかる。

顆粒球もリンパ球も、骨髄や胸腺など、その製造工場では一日に億の単位でつくられている細胞なのだが、一方では、それぞれに寿命を持ち、ひっきりなしに死滅しているので、見かけのうえではほぼ一定の数に保たれており、普通は、その数の増減が問題にされることはない。

しかし、よく観察すると、血管を流れる血液中に存在しているわずか数千個の白血球のうち、顆粒球とリンパ球には、明らかな比率の変動がある。これは、二、三日という短い寿命の顆粒球が増えたり減ったりすることによって、白血球中の顆粒球とリンパ球の比率の変動に影響を与えているためである。

研究が進んでわかったことだが、白血球のリズムは全身でのリズムを反映し、気圧によってもはっきり変動する。これをていねいに観察することによって、このあと意外な事実がみえてくることになるのだ。

一九九五年の一月十二日から一ヵ月間、私自身の白血球を調べ、顆粒球とリンパ球

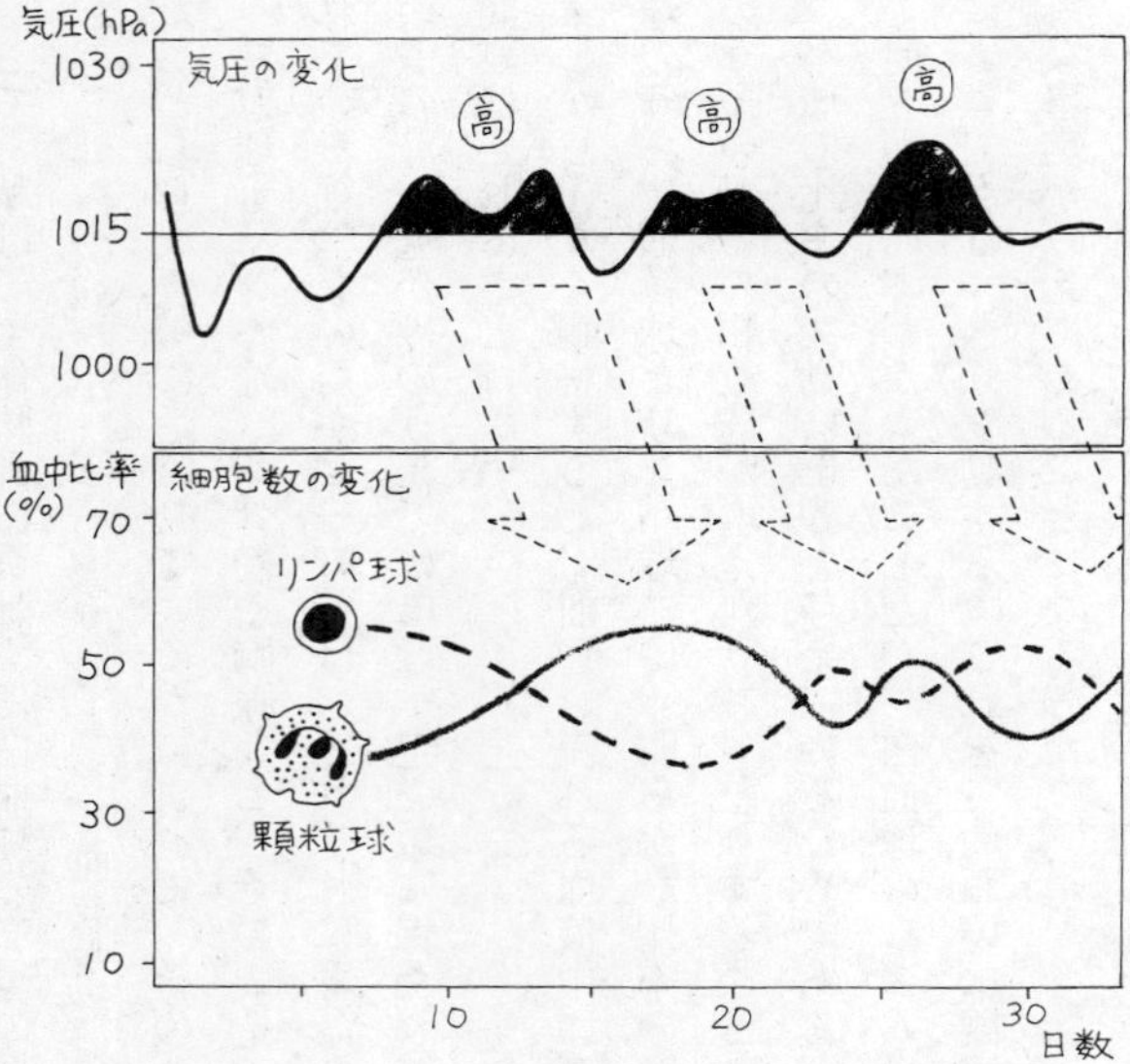

の比率測定を続け、気圧の変化と見比べてみた。言うまでもなく、気圧は日によって変動し、高気圧と低気圧が何日かずつ交互に訪れる。これに調子を合わせて、白血球中の顆粒球とリンパ球が増えたり減ったりする。二、三日のずれはあるが、予想通り高気圧では顆粒球比率が高まり、低気圧ではリンパ球比率が高まっていた。

もともと白血球中でこの二つの細胞の比率は、顆粒球対リンパ球＝六〇対三五が平均的な値となっている（残り5％は単球だが、この本ではマクロファージと呼ぶことにする）。ところが、気圧によってこの比率が変化するのである。顕著な例を挙げると、一〇〇三ヘクトパスカルの低気圧で顆粒球対リンパ球が四二対五三、一〇二二ヘクトパスカルの高気圧で六五対三〇と、気圧に連動した比率の変動がみられた。

繰り返すと、〈高気圧で増えるのは顆粒球、低気圧で増えるのはリンパ球〉ということがはっきりとわかったのである。

◉高気圧のときに虫垂炎が増える理由

高気圧がきてお天気になると、人間誰しもやる気が出る。逆に、低気圧になって雨でも降り出すと、もの憂《う》くだるい。誰でも身に覚えのあるこういった現象は、なぜ起こるのだろう。

高気圧のときに呼吸数と脈拍数が上昇し、低気圧のときにいずれも低下するということはわかった。

さて、それでは高気圧とはなんぞや。空気量が多いことである。空気量が多いと、どうなるか。酸素の量が多くなるのである。ということは、高気圧のとき、人間の呼吸は活発になり、体内に取り入れる酸素量も多いことになる。人間はエネルギーを得て活動的になるわけである。晴れた日には、からだのほうも天気がいいわけだ。皮膚一枚をへだてて、人間の内なる環境は外部環境とみごとに呼応し、同調する。生き物とは本来そのようなものだろう。

ここまでを整理すると、**〈人間がたくさんの酸素を体内に取り入れると、交感神経が緊張〉**し、脈拍が速く、呼吸数が多くなり、同時に白血球のうちの顆粒球が増えるということである。

一方、低気圧では、すべてこれと逆の反応が起こる。人間のからだは案外怠け者で、酸素が少なくなると、呼吸数を増やして代償すればよさそうなものだが、それをせず、脈と呼吸をゆるやかにして代謝を抑えることで、これに適応する。自律神経は副交感神経優位となり、白血球中にはリンパ球が増えている。

生き物の最もシンプルな形である単細胞生物にも、同じような二つのパターンがみられる。単細胞生物の活動時はえさ取り行動と呼吸が行われ、非活動の休息時はえさの飲み込み・消化・排泄が行われる。多細胞生物である人間も、同じように活動と非活動の時間があることに変わりはない。これを統合するものが、交感神経と副交感神経なのであり、ここに〈**活動の交感神経**〉、〈**休息の副交感神経**〉という図式が成り立つ。

これを二種類の白血球の分担からみると、元気を出してえさ取りに出かけるとき、けがをして細菌が侵入するおそれがあるので、これに備えて細菌を食べる顆粒球が増えて防御に当たる。一方、えさを食べてのんびり休息しているときは、取り残した、より小さい粒子の異物を処理するため、また腸から入ってくるかもしれない抗原物質に備えるために、リンパ球が増えるということなのだろう。

こうして「晴れた日の虫垂炎」の謎は解けた。高気圧のときに顆粒球が増え、活性酸素により組織を傷害したのである。

それればかりか、この一件は、十年もの間すっかり忘れていた斉藤章先生のことを私に思い出させるきっかけともなった。あらためて、斉藤先生のこわくてなつかしい顔が浮かんでくる。

◉斉藤章の「生物学的二進法」とは

私が東北大学の医学部に入ったのは、今から四十年以上も前のことである。教養部時代の二年間は、将棋や碁に凝って授業は七割ぐらいしか出ず、べつだん目立つほうでもなかった。青森の竜飛岬《たっぴみさき》にある三厩村《みんまやむら》というところで生まれたので、言葉に訛《なまり》が強く、人に話しかけるのもなんとなくおっくうだった。

母が「病気の問屋」みたいにしょっちゅう病気になる人だったせいか、心身医学には比較的興味があった。神経質な人がいかにたやすく病気になるか、骨身にしみて知っている。母のような傾向が私にそれほど強くないのは、父がさっぱりした気質の人だったために、うまく遺伝子のバランスがとれたのだろうと思う。

学生時代の私が最も感銘を受けたのは、なんといっても内科の斉藤章先生の講義であった。この先生は、誰がどう見ても変わり者だったが、研究熱心なことでは有名で、人間のからだを外界の刺激から守る生体防御機構について、独特な「生物学的二進法」という理論を打ち出していた。

先に、生体防御を担当する白血球には二つのタイプ――顆粒球とリンパ球があることを紹介した。これをもう少し系統立てて言うと、白血球の中には、外界から侵入する細菌や異物（からだになじまない物体）を食べて退治する顆粒球やマクロファージなどの〈**食細胞系**〉の細胞と、ウイルスや異種蛋白（自分にない蛋白）が侵入したとき

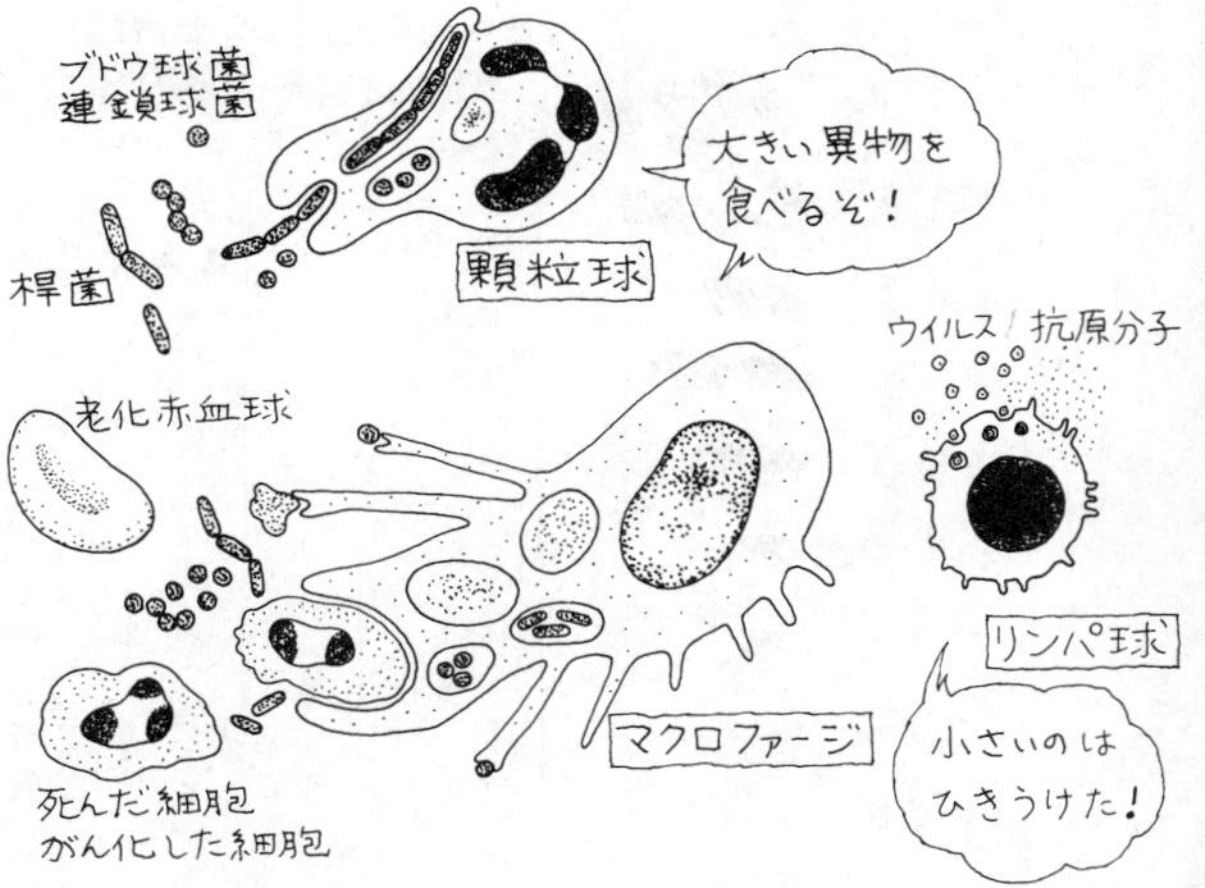

に「抗原‐抗体反応」でそれを攻撃する**〈リンパ球系〉**の細胞の二大防御細胞系がある。つまり、**〈抗原‐抗体反応だけが免疫ではない〉**わけである。

この働きについての先生の説明が非常におもしろく、若い私の心を揺さぶった。

斉藤先生はまず、五〇〇〇人もの患者を対象にあらゆる感染症を調べ、どの種類の細菌に感染したときに、白血球のうちのどちらの細胞が増えるか、丹念に調べてグラフにした。確か一九四一年（昭和十六年）ごろからの研究だったはずだから、当時ですでに三十年がかりの大テーマだった。

ここからわかったことは、ブドウ球菌

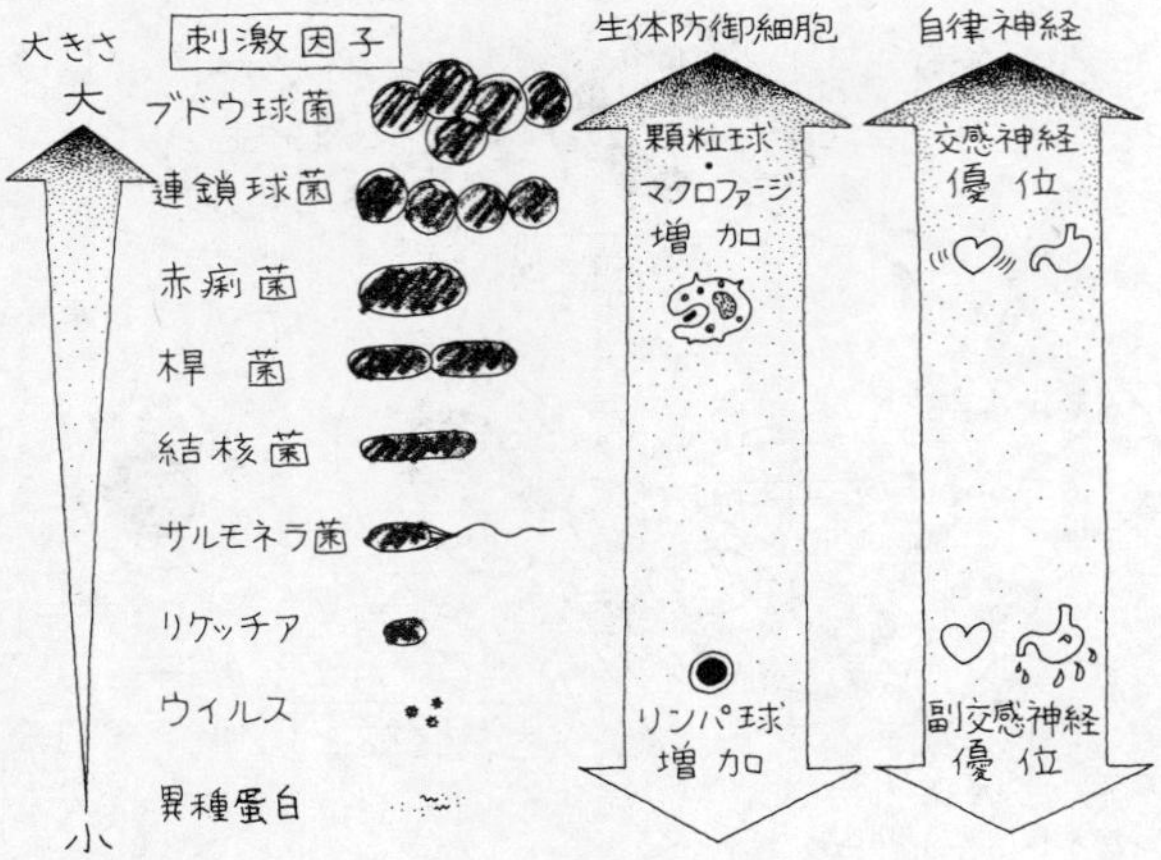

や連鎖球菌のような粒子の大きい菌に感染すると、体内の白血球のうち、これらの異物を食べて退治する食細胞系の顆粒球やマクロファージが急増する。この場合、リンパ球系は働かないので免疫は成立しない。たとえば、にきびの菌（アクネ菌）が顔についても免疫はできないため、何度でもにきびが出る。

逆にウイルスや異種蛋白など、粒子の小さいものがからだに侵入すると、白血球内のリンパ球の数がぐんと増える。小さすぎて、顆粒球やマクロファージが食べて処理できないものに対して、リンパ球が働くのである。そこで異物を抗原と認識して抗体でやっつける免疫反応が成立するので、再びウイルスに襲われても、もはや感染にはいたらない。これを「二度かかりなし」という。

先生はまず、この二種類の防御細胞の受け持ちを明らかにした。それとともに感染症患者の脈拍と胃酸の分泌を調べた。すると、ブドウ球菌などに感染して食細胞系が活性化した患者は、脈が速く、胃酸の分泌が落ちていることがわかった。これはおそらく、顆粒球やマクロファージの出す活性酸素などが交感神経を刺激するためであろうと考えられる。

逆に、ウイルスなどの刺激でリンパ球系が活性化している患者では、脈が遅くなり、胃酸分泌は上昇する。これは自律神経のうちの副交感神経――心拍や呼吸を抑制し、胃酸の分泌を促進する――が働くときの現象である。ゆえに、リンパ球系が活性化された場合、なんらかの理由によって副交感神経系も活性化するものと推定される。

斉藤先生は、食細胞系とリンパ球系という二つの系の働きが、それぞれ交感神経、副交感神経が作用したときと同じ状態を生体にもたらすことから、この二種類の細胞も相拮抗して生体の防御を行っていると断定した。**〈食細胞かリンパ球かの二者択一〉**――これを先生は、生体防御における「生物学的二進法」と名づけた。

白血球の働きが今ほど解明されていない時代に、「交感神経と顆粒球」、「副交感神経とリンパ球」という二組の拮抗する支配関係を突き止めたのは大きな功績だと言わねばならない。

が、おもしろいのは、むしろここから先である。

●がんになりやすい人は顆粒球が多い

斉藤先生は、今度は、ヒトの白血球のうちの顆粒球とリンパ球の比率から、その人の自律神経の働き方の傾向と、かかりやすい病気を推測するということをはじめた。なんでこんなことに一所懸命になっていたのか、考えれば不思議だが、もしかしたら現場の医者ならではの素朴な思いつきだったのかもしれない。きっと顆粒球が多い人やリンパ球の多い人には、それぞれある種の決まったタイプがあって、先生なりに見分けがついていたのだろう。

ここでは、先の「顆粒球の活性化が交感神経緊張状態を導く」という白血球から自律神経系への働きかけと同時に、その逆のベクトルとして、自律神経の側から白血球比率を変動させる働きかけがあるという仮説が前提となっている。

人はそれぞれに白血球の中の食細胞系とリンパ球系のバランスがちがっているが、斉藤先生の臨床的な経験では、交感神経が緊張状態にある人は、顆粒球などの食細胞系の細胞が、平均的な数(血液一立方ミリメートル中、白血球五〇〇〇~八〇〇〇個のうち四〇〇〇~五五〇〇個)より過剰となっているという。

これは私も調べてわかったのだが、顆粒球が増えるとき、白血球総数も同じく増えるが、リンパ球の数だけは変わらないので、リンパ球の白血球全体に占める比率はよけい低くなる勘定だ。そのため、このような状態でウイルスの刺激をいつも受けていると、リンパ球の手が回らず、本来はウイルス担当でない食細胞系の顆粒球が、どういうわけか、かえって活性化してしまう。このとき顆粒球からたくさんの活性酸素が出るため、細胞の再生(細胞が死んで新しい細胞に取って代わられること)が異常に進んでしまうことから、がんなどにいたることが多い。

それぞれの防御細胞が受け持ちの異物を退治しきれない場合――それは細胞の人手不足でもあるが――、もう一方の細胞が〈**受け持ち外の異物をやっつける逆転現象**〉を起こす。この逆転現象を起こしやすい傾向を、斉藤先生はその人の「体質」であるとみた。この場合、がんになりやすい人には顆粒球が多いということである。

一方、副交感神経緊張状態の人は、常日ごろからリンパ球が過剰になっているため、本来リンパ球の担当でないブドウ球菌や連鎖球菌の刺激に常時さらされていると、これまたかえってリンパ球系が過敏となり、自己を攻撃して自己免疫疾患の原因となる。

内なる環境である体質が、病気という目に見える形で外に現れてくる。斉藤先生は五〇〇〇人の患者から感染データを丹念に集めて、「生物学的二進法」を見出し報告してきた。

外的異物とそれを受け持つ防御細胞のあたりまでは、膨大なデータに基づいていたために説得力があったが、「体質と過剰反応としての病気」を論じたときは、長年の臨床医としての経験と勘から思いきった議論を進めすぎており、リンパ球の働きなどまだわからないことばかりだった時代背景のもとでは、賛同する人がほとんどなく、つらい思いをされたようである。

「俺は生まれるのが百年早かった」と言って亡くなった。無念だったにちがいない。

それでも、カナダのストレス学説の権威ハンス・セリエ氏や、日本を代表するウイルス学者の日沼頼夫氏や細菌学者の石田名香雄氏など慧眼《けいがん》の士は、斉藤先生の論文の別刷りを取り寄せて目を通したり、話を聞いて理解を示しておられたようである。

セリエ氏から論文の別刷り請求がきたときなど、あの気むずかしい斉藤先生もさすがに目が輝いていた。

◉リンパ球のT細胞とB細胞の役割

内科研修を終えた私は、東北大歯学部の微生物の研究者である熊谷勝男教授に弟子入りした。友だちから、この先生がアメリカ帰りで最先端のリンパ球の研究をしていると聞いて、なんとなくおもしろそうだと感じたからだった。

しかし、これといって目指すテーマもないまま、ぼんやりと二、三ヵ月を過ごしていた。その割に私はいつも、何か人を驚かすような大発見がしたいと思っていた。ダーウィンのように、野口英世のようになりたかったのだ。大発見ができるならば、正直言ってどんな分野でもよかった。そんな私にとって、テーマがないということは、なんとも言えずさびしくつらいことだった。

そうこうするうちに、熊谷先生からリンパ球のうちのB細胞の同定をするように言われ、これが私の研究テーマとなった。同定というのは、ある特定の細胞の存在を確かめることを意味するが、どうしてこれがなかなかむずかしい。

リンパ球は白血球のうちの約35％を占めているが、大別して骨髄（骨の中心奥にある軟らかい組織で、赤血球と白血球をつくる）でつくられるB細胞と、骨髄でできて、さらに胸腺という臓器を経由したT細胞の二種類がある。いわゆる免疫機構はこのBとTの二種類のリンパ球の連携によって働いている。

からだにウイルスなどの異物が侵入したとき、リンパ球はその異物を「抗原」と認識し、その活動を阻止する「抗体」をつくってこれをとらえる。このためにT細胞の表面には、抗原を認識するレセプター（受容体）が存在する。ここで受け止めたシグナルに応じてT細胞から抗体産生の指令が出されると、B細胞が実際に抗原の分子にぴったりはまる抗体をつくる。

B細胞はその表面にIgという、抗原と特異的に反応する免疫グロブリンを持っている。B細胞を同定するには、このIgに対する抗体を用意し、それに特定の色素をつけて染めればよい。

そこまでは誰にもわかるのだが、それが成功しなかったのは、B細胞にはIgをくっつけるFcレセプターもあり、これにくっついているほかの血清由来のIgも染色されていた。この血清由来の抗体をはずさなければならないのだった。

私は、いろいろ苦心の末、教室の仲間たちと一緒に、B細胞をpH3の強酸で処理して、細胞表面のFcレセプターから血清由来のIgをはずして、うまくB細胞だけを染め出せるようになった。

このアイデアは、アレルギーを起こすIgE抗体を、それがくっついている肥満細胞という細胞からはずす方法をどこからか聞いてきた熊谷先生が、私に教えてくれたものである。

◉白血球の年内リズムと日内リズムの発見

B細胞は白血球のうちのリンパ球の一種だから、これを同定するためには血液がいる。いつも自分たちの血を採って使っていたが、何かの役に立つかと思い、週に三、四回の採血のたびにB細胞の白血球全体に占める比率をノートにつけておいて、のちに「感心だな」と熊谷先生にほめられた。私には案外几帳面なところがある。

そのデータが二、三年分たまったので、自分のB細胞の比率の推移をグラフにしてみた。グラフをよく見ると、自分のB細胞の比率は夏に高く（多く）、冬に低い（少ない）きれいなカーブで年内リズムを示していた。文献を調べると、夏にウサギに抗原を注射すると、冬よりもよい抗体ができるという報告もあった。つまり、ウサギでも夏にB細胞が多いということである。

この「発見」に気をよくした私は、年内リズムがあるならば日内リズムもあるはずだと思って、今度はそちらの研究にとりかかった。一日のうちで、どの時間帯に白血球のうちのどの細胞が増えるか、その規則性を知ろうとしたのである。

予想にたがわず、白血球の数や、T細胞やB細胞などの比率には、はっきりとした日内リズムが認められた。白血球総数は日中に増加し、夜間に減少しており、そのうちの顆粒球も同じリズムで増減する。

これに対し、リンパ球は逆に日中に数が減少し、夜間に増えていることがわかった。リンパ球のこの増減はT細胞もB細胞も同じ傾向を示したので、この本では簡単に「リンパ球」とまとめて書き進めることにする。

斉藤先生は、自律神経と白血球の間に「交感神経と顆粒球」と「副交感神経とリンパ球」という二通りの支配関係があることは明らかにしていたが、日内リズムには触れていなかった。一般に言われている**〈日中は交感神経優位、夜は副交感神経優位〉**というリズムと、私が発見した白血球の日内リズム**〈日中は顆粒球優位、夜はリンパ**

球優位〉はきれいに相関していて、ますますもって斉藤理論が正しいもののように思えてきた。

この発見は、私にとって一つの成果にはちがいなかった。そのうえ、この白血球の日内リズムについて二本の論文を書いて、免疫では権威あるアメリカの学術雑誌「ジャーナル・オブ・イミュノロジー」に投稿したところ、いずれもすんなり採択され、私は大学者にでもなったように、大喜びした。しかし、ふと、このまま この研究を続けていていいのか、という迷いが頭をよぎった。

斉藤先生の研究は、その独創性と意義にもかかわらず、ほとんど無視された。先生と同じ道を歩むことは危険なのではないか。

「何よりもまず、ある学問の領域の中で確固たる地位を築くことが先決だ」というのは、ダーウィンが進化論を発見したことを話したとき、友人が彼に与えた忠告だったそうだが、それに従い、ダーウィンが進化論を発表したのは、それから三十年後のことだったという。

進化論があまりに斬新すぎて、受け入れられないことが彼らにはわかっていたのである。ダーウィンはその後、博物学者としての揺るぎない名声を得て、はじめて自分のとっておきの発見を世に問うたことになる。

そんなことを考えながら、私はアメリカ留学を決意した。一九七九年（昭和五十四年）、願書を受理されたアラバマ大学への留学を決め、免疫学という当時最も進歩発展のめざましい領域で大発見をしようと、意気揚々と旅立ったのである。

◉世界に先駆けてつくったNK細胞の抗体

ここで、ちょっと私のアメリカでの研究に触れておこう。

アメリカで私は、「ヒトNK細胞抗原CD57に対するモノクローナル抗体（特定の抗原決定基だけと結合する抗体の集合体）」を作製するという業績をあげることができた。これまで長い研究生活を通して、しょんぼりしたり大喜びしたりと揺れ動いてきた。私自身の白血球も「リンパ球多し」と「顆粒球多し」の二つの状態をずいぶんと揺れ動いてきたと言える。アメリカでもそうであった。

本来ならばしっかりした目的を持って留学すべきところを、ほとんど意気込みだけで出かけてきたものだから、私にはこれといったテーマがなく、一年もの間、さびしい日々を送る羽目になった。

あのころを思い返せば、しょんぼりと缶ビールを飲んでいた自分の姿が眼に浮かぶ。多いときは一日二〇本は飲んだ。飲みながら、持ってきた三橋美智也のカセットテープをすり切れるまで聴いた。哀調を帯びた彼の歌は、聴いているうちに、なんとなく、「自分も悲しいけど、歌っている三橋美智也もきっと悲しいんだな」と思って、心がなぐさめられていった。

あるとき私は、白血病の患者から採ったT細胞のうち、ヘルパーでもキラーでもないHSBという未熟なT細胞を抗原としてマウスに免疫し、抗体産生細胞をつくっていた。この抗体産生細胞をがん化させて細胞株をつくり、先のHSBと反応させてモノクローナル抗体をつくる。この時点では、まだ抗体の正体ははっきりしていなかったが、これに色素をつけて蛍光抗体とし、健康な人のリンパ球を染めてみた。

すると、染まった細胞の比率が、どうも中途半端なのに気がついた。

このころ、蛍光抗体を用いてリンパ球のうちの70％が染まるようならばそれはT細胞、20％ならB細胞という同定の目安があったが、私は、多くの健康人で10％程度という中途半端な染まり方をする妙な細胞に出くわした。

注意して観察すると、普通のリンパ球は、中に顆粒を持っておらず、私が染めたT

でもBでもない細胞には、細胞質内にポツポツと分泌顆粒まで見られる。

この姿にはなんとなく見覚えがあった。すぐさま、「これはNK細胞（ナチュラルキラー細胞）ではないか？」とピンときた。と言うといかにも鋭い研究者のようだが、ここにもまた偶然の力が働いていた。

NK細胞は、「健康人のリンパ球の中にあって、がんを殺す能力のある細胞」として一九七五年に日本、アメリカ、スウェーデンの三つの国からの報告で白血球中に存在が確認されていたが、この細胞の持つ傷害活性――キラーの名の通り「殺し」の能力――を、私はたまたま、留学前にある方法を用いて自分の目で確認していた。NK細胞には多少の馴染みがあったのである。

自分の染めた細胞を同定するには、比較対照するためにまず自分の血を採り、それぞれの白血球を顕微鏡で調べる。その中の細胞の形や大きさを、とっくりと突き合わせて検討するという骨の折れる作業を行わねばならない。

幸か不幸か、このころの私は研究が思うようにいかず、ストレスが極限に達しており、顆粒球とNK細胞が異常に多かった。男性ならば普通、白血球中に10％程度しか存在しないはずのNK細胞が、たまたま私の場合30％もあったことが幸いして、自分が染めた細胞をたやすくＮＫ細胞だと同定することができた。

こんなわけで私はこの実験で、それまで「ＴやＢを染めた残りがＮＫだ」という間接的な同定しかできなかったＮＫ細胞を直接同定できたばかりか、ＮＫ細胞と反応するモノクローナル抗体の最初の作製者となったのである。

それまでに白血球に対するモノクローナル抗体をつくった人は六人いたので、私がつくったモノクローナル抗体は七番目の発見という意味で、Leu-7（ルー・セブン）の名前がついた。Leu-7 の Leu は、Leukocyte（ルーコサイト＝白血球）の Leu である。ただ、私の前はどれもＴ細胞に対する抗体で、ＮＫ細胞に対する抗体は、正真正銘、私が世界に先駆けてつくったものだったから、翌年、権威ある「ジャーナル・オブ・イミュノロジー」に論文が掲載された。一九八〇年、留学二年目にしてようやく研究を形にすることができたのである。

この「発見」の本当の生みの親は、ことによると私の留学中のストレスであったのかもしれない。

考えてみれば、いろんな偶然が私の研究の方向性を決めてきたのだが、斉藤理論や藤田理論との出会いのほかに、留学時代の経験やその後の研究も、なんとなく「福田－

安保の法則」への道筋をつくってきたようである。

◉からだにとって、よい酸素と悪い酸素がある？

少し寄り道をしたが、福田さんとの研究に立ち戻り、そこからわかった人間のからだと酸素の働きについて話すことにしよう。

人間にかぎらず、生物が酸素を必要とするのは、エネルギーを取り出すためである。食物として摂取した物質は、細胞の中において、呼吸で得られた酸素によって酸化されなければ使える状態にはならない。車のガソリンと同じように、酸素による燃焼のエネルギーによって、ミトコンドリアの中にＡＴＰ（アデノシン三リン酸）というエネルギーの電池がつくられる。このＡＴＰ電池が、細胞内のほかのすべての反応のエネルギー源として利用される。

ブドウ糖一グラムを酸化して二酸化炭素と水に分解するだけで、得られるエネルギーは四カロリーであるから、酸素呼吸をする生物がいかに莫大なエネルギーをつくり出しているかがわかるだろう。栄養と酸素の共同作業によって、生物は成長していくのである。

酸素が欠乏するとATPはつくられない。細胞内でエネルギーを供給する反応が停止し、細胞は死にいたる。だから多くの生物が生きるうえで酸素が不可欠なのである。しかし、体内に酸素が多すぎると、さまざまな障害が起きてくるのも事実である。純酸素を長く吸入すると、肺炎、肺線維症、白内障などが起こる。高酸素圧のために交感神経が緊張し、白血球中の顆粒球を増加させる。さらに顆粒球が産生した活性酸素によって組織傷害が起こるのである。

ここでいう活性酸素とは、通常の酸素に比べてきわめて反応性が高いため、体内の酸化を促進し、生体にとっては危険な物質である。これは、電気的に不安定なフリーラジカルの一種で、本来電子が二つで安定するところ、電子が一つしかないので、自分の安定を得るために、あたりかまわず電子を奪う。電子を奪うことはすなわち、奪った相手方の生体分子を酸化させることでもあるが、その異常な酸化力が危ないわけである。

金属でも酸化するとさびるのだから、体内での酸化も望ましくない事態を引き起こすことは容易に想像できる。

最もわかりやすい例は、老人の皮膚のしみや、がん、あるいはエイズ患者の黒ずんだ皮膚に見られる活性酸素焼けである。

この活性酸素は、何も顆粒球が出すばかりではない。体内に入った酸素分子は、生体分子から電子を奪うことで、容易に活性酸素に置き換わろうとする。なんだか息をするのがこわくなるが、人間のからだには、もともと微量の金属元素や、ある種の酵素が存在し、活性酸素の毒を中和してくれているので、大事にいたらずにすんでいる。ただ、潜水夫などのように労働条件によって体内の酸素量が過剰になる場合には、中耳炎による難聴や関節炎による歩行障害など、さまざまな障害が起き、寿命も短くなる。

一度テレビでフィリピンの漁師が素もぐりで魚をとっているのを見たが、彼らは海にもぐるとき、舟から送られてくる圧縮空気を吸う。気圧というものは、一〇メートルもぐると一気圧高くなるので、三〇メートルの水深は四気圧である。平地(一気圧)での大気中の酸素濃度約20%に比して四倍に相当する純度80%の酸素を吸入しているのと同じことになる。酸素が過剰だと、呼吸が速くなり、脈拍も増し、顆粒球増加が起こるわけである。

観光客に魚を食べさせる漁師たちが、関節をやられ、足をひきずっていたのが印象

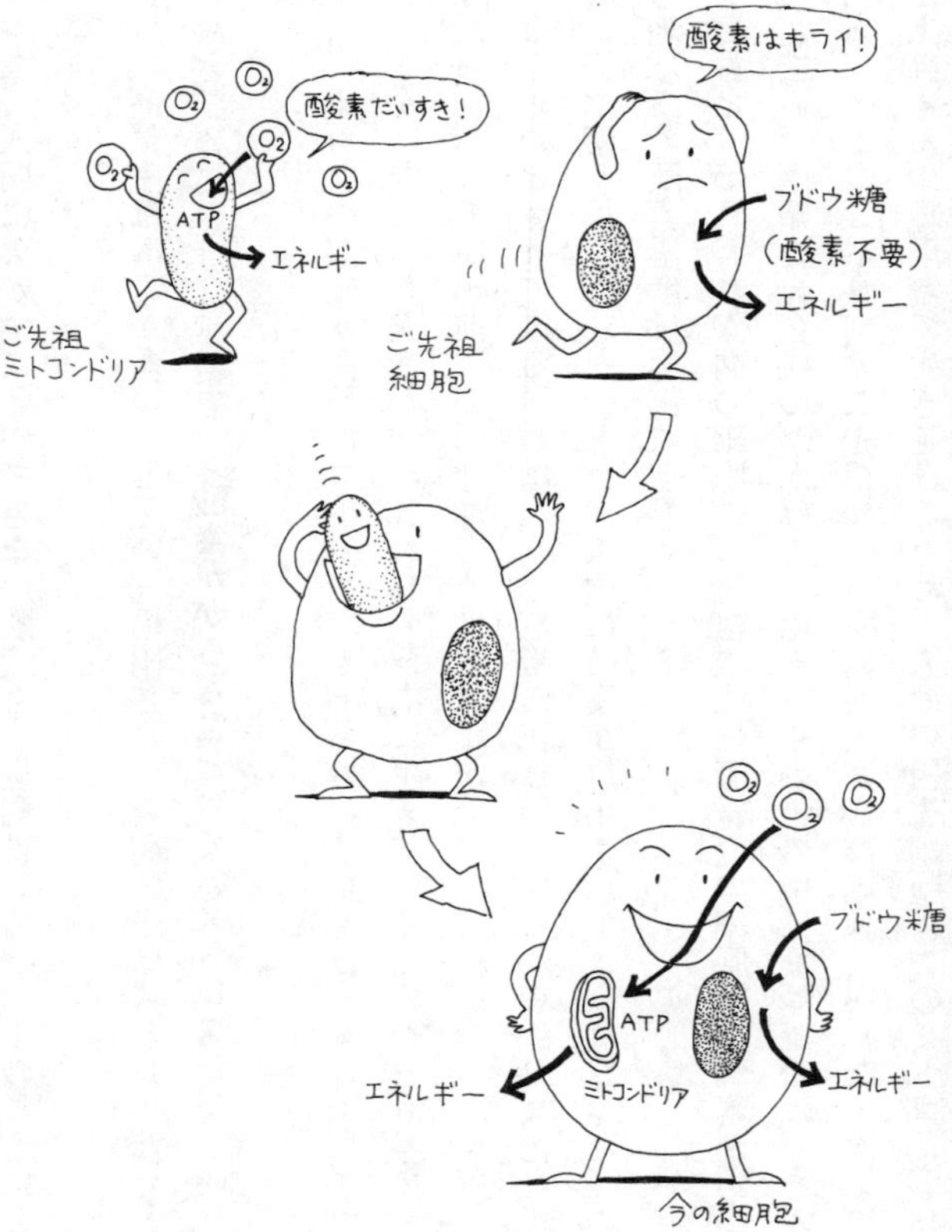

酸素嫌いの人間のご先祖細胞は、酸素大好きのご先祖ミトコンドリアを取り込んで生き延びた。

的だった。人間に欠かすことのできない酸素も、過剰になると、このようにこわいものとなる。

私は「高気圧は酸素が多い」と言い、福田さんは「高気圧はストレスだ」と言ったが、突き詰めていけば、結局、**〈酸素がからだにとってのストレスだ〉**ということになる。

生命に不可欠の酸素が同時にストレスでもあるという事実は、地球上にまだ酸素が存在しなかったころの記憶が、われわれの体内に生きているためだとも考えられる。

今から約三十五億年前、原始地球上ではラン藻《そう》が光と二酸化炭素、水を用いて光合成をはじめたとされている。水は水素と酸素の化合物であるから、二酸化炭素の還元剤として水素が用いられたのち、大気中に酸素が放出されるようになった。このころから地球上の酸素濃度は次第に上昇してくる。

もともと、われわれ人間の細胞のご先祖様は酸素嫌いの細胞で、酸素があっては生きられない。藻類の光合成のおかげで、生きにくい世の中になったわけである。

一方、ミトコンドリアのご先祖様は、酸素が大好きな細胞であった。次第に酸素濃度が上昇する地球環境で生き延びるため、人間の祖先細胞はこのミトコンドリアの祖先細胞を取り込んで、なんとか適応することができた。酸素を体内に取り入れる呼吸を開始し、酸素なしには生きてはいけなくなってきたのである。

それでも人間にはいまだに数十億年前の名残があり、細胞の中のミトコンドリア以外の成分は、今でも酸素なしでブドウ糖を乳酸に分解してエネルギーを得る解糖系を保持している。そして本体である人間は、今も酸素が苦手なのである（ミトコンドリアについて最近の私の研究成果は、『希望の免疫学』などをお読みいただきたい）。

◉活性酸素が必要なとき

老化や粘膜傷害の原因となるからといって、活性酸素は実際にはそう悪いことばかりしているわけではない。

まず、活性酸素は、細胞を酸化することによって興奮させて元気にする。活性酸素が適度に放出されるということは、すなわち、からだが交感神経優位であり、元気活発な状態だということである。

それればかりでなく、生体においては活性酸素が絶対不可欠の状況がある。妊娠時と外科手術のあとがそれである。

妊娠と手術は、一見共通点がなさそうだが、実はこの二つのかけ離れた現象において、いずれも活性酸素が大きく寄与している。

妊娠中の母体から採血してみると、血液一立方ミリメートル中の白血球のうち、顆粒球数が五〇〇〇〜七〇〇〇個と、妊娠していない女性の平均値四〇〇〇〜五五〇〇個より、ずいぶん多くなっている。顆粒球が多い母親の体内では、活性酸素が激しく放出されているが、これが何の役に立っているかというと、胎児の細胞が分裂して増殖していくエネルギーとして使われているのである。

だから、妊娠中の女性が、活性酸素を吸収する性質のあるビタミンAなどを摂りすぎると、胎児の細胞の分裂が正常に行われず、奇形になる場合もある。この場合、適度に活性酸素がなくては困るわけである。

同じように、外科手術のあとの患者の白血球総数は血液一立方ミリメートル中、一万五〇〇〇個くらいまで急増し、その80%が顆粒球となっている。これは、手術後の傷口を早くふさごうとして、縫合部の細胞が着実に再生するために、活性酸素を必要としていることを示している。ただし、術後の顆粒球増加は、ほかの臓器の粘膜傷害を引き起こすこともあるので、必ずしもよいとばかりは言えない。

顆粒球がどれくらいたくさんの活性酸素を出すかを調べるには、免疫学者がよく用いる蛍光物質が役に立つ。エネルギーの高い光や電子を吸収すると蛍光を発するのが蛍光物質であるが、これを入れた試験管にリンパ球や顆粒球を入れ、どれくらいの蛍光が出るかを調べて、活性酸素の量を推定するのである。活性酸素そのものは電子を持っているから、活性酸素がたくさんあればあるほど、蛍光物質はより強い蛍光を発するわけである。

私の調べたところでは、顆粒球とマクロファージは、その一個当たりが放出する活性酸素の量が、リンパ球などの約一〇〇倍という高い数値を示した。顆粒球が増えると虫垂炎のような粘膜破壊が起きるのは、活性酸素のせいだったのである。

しかし、このように悪者にされている活性酸素も、妊娠中や術後の回復時のように、なければないで困ったことになる。慢性関節リウマチやアトピー性皮膚炎などの病気では、活性酸素を掃除する「スカベンジャー」としてSOD（スーパーオキシドデスムターゼ）という酵素が用いられるが、時と場合によって、これも考えものである。活性酸素を掃除しすぎると、交感神経がその働きを副交感神経にゆずり、からだは必要以上に副交感神経優位の世界となる。

副交感神経が優位になると、人間はゆったりして寿命は延びるが、リンパ球が増加しすぎることによってアレルギーの頻度が増したり、無気力不活発で肥満になりやすくなるという欠点もある。また、知覚神経が鋭敏になり、頭痛や腰痛、関節痛を感じることが多くなる。これが高じると、重金属中毒のようなけいれんが起きたり、よだれや涙が止まらなくなったりする。

もちろん、これらは極端な例であるが、活性酸素は、人間のからだにおいてリンパ球が過剰になることを食い止めてもくれる。精神と肉体の活発な活動には欠かすことができない。活性酸素が適度に産生されている世界は、細胞の生まれ変わりや新陳代謝も活発になり、交感神経優位の活力にあふれた世界でもある。

◉新たな発見は「ひらめき」を大切にすることから

福田さんと私は、「晴れた日の虫垂炎」からスタートして、そのほかのさまざまな現象の背景に、白血球のうちの顆粒球とリンパ球のバランスの偏りがあることを突き止めた。

どちらかが多すぎる状態――これが何かの病気の引き金になっていたり、病気以外でも、日常的な生理現象の原因にもなっていたりするという認識を、二人がともに持つようになっていた。

われわれは、だんだんと何を見聞きしても、「あっ、それは顆粒球が多い交感神経緊張状態だ」とか、「それはリンパ球だろう。副交感神経優位だな」などという言葉で表現するようになってきた。

顔を合わせると、これらの特定のヘンな用語が激しく飛び交って、やかましいのである。

福「近ごろあんまりこんなことばかり言いすぎて、病院であきれられてるよ。俺は大発見だと思って興奮を抑えきれんのだけど」

安「私も、いっつも交感神経、副交感神経とか叫んで、毎日大発見の連続なんだが、理解者は少ないよ。けど福田センセ、歴史上にもコペルニクスやガリレオみたいな人がいたさ。いつの世も異端者はつらいんだもん」

などと言いつつ、ビールを酌み交わす。

最初われわれの発見の多くは、明確な裏づけがなく、勘に頼りすぎるものも多かったが、二人ともそんなことはあまり気にしなかった。まず、この考え方で説明のつくものは分類してみよう。わからないものが出てきても放っておいて後回しにする、という、よく言えばおおらか、悪く言えば大ざっぱな態度で、いろんな現象を観察するようにしていた。

「それでいいのだ！」と、私は言いたい。研究というものは、いろいろ細かいことを調査してみたところで、何かがわかるというほど先の読めるものではない。それよりも、「こうにちがいない！」と、直感的に思い込んだり、偶然ひらめいた仮説を確かめるために、思いきった実験を行うと、予期しないことに出会い、結果として大発見につながることが多いのだ。

私は臨床内科でも研修をしたが、いつも患者さんと一緒に具合が悪くなって、とても名医にはなれそうもなかった。また、そのとき診ていたのが、末期の肺がんや慢性関節リウマチの患者ばかりで、治す楽しみもなく、人がどんどん死んでいった。この経験で、病気を治せない医者のいること、どうにも治らない病気のあることを知った。なんとなく基礎医学の道を選んだが、たいして優等生でもない自分にやっていけるかどうか、自信があったわけでもない。それでも、名医になれなかったおかげでいくつかの発見ができたのだから、人生はまことに思いがけないものである。

いろんな情報を入手したい衝動に駆られても、じっと我慢してひたすら自分の直感を信じて努力を続けると、いつの間にか道は開けていたりするものである。だから、福田さんと並行的に研究を進めている間も、私には「これで重大なことがわかる」という確信に近いものがあり、その根拠が少しずつあとからついてくる、といういつものパターンを通すことにした。

私たちの仮説を支持する最初の根拠が、リンパ球上にある自律神経レセプター（受容体）の発見であった。

第3章

自律神経と白血球の相関関係がわかった!

――「福田‐安保の法則」誕生

◉腕の筋肉はなぜ動くのか――レセプターの役割

人間のからだは六〇兆個もの微小な細胞で構成されている。われわれは外的環境をはじめさまざまな要因によって影響を受け、気持ちや体調を変化させていると思っているが、具体的に影響を受けているのは、実は一つひとつの細胞なのである。

細胞は、それぞれになんらかの刺激を受け止めると、急速に興奮したり、互いに情報を伝え合ったりして仕事をしている。細胞を興奮させる刺激には酸素以外にもカルシウムイオンやリン酸イオンなどがあるが、こういった刺激を受け止める役割を果たすものが、細胞にくっついているレセプター（受容体――といっても一個の分子にあたる微小な蛋白）である。

細胞一個の大きさはわずか一〇～三〇ミクロン（〇・〇一～〇・〇三ミリメートル）で、その表面は脂肪の膜で覆われている。こんな微小な細胞の一個について、膜上に三〇〇種類ものレセプターが存在する。しかもその一種類の数たるや一〇〇万個といっても、あんまり実感が湧かないが、とにかくレセプターの分子はいつもプワプワと細胞の膜上を流れている。

このレセプターは自分に宛てたシグナル（命令）しか受け止めない。受け止めると、細胞の内側に向けてそのシグナルを伝達し、細胞はまるでスイッチを入れられたように、その指令に応じた反応を起こすことになっている。

たとえば、われわれの腕の筋肉はなぜ動くか。筋肉が力を出すのは収縮したときである。筋肉が収縮するためには、細胞が興奮しなければならず、その興奮をうながすシグナルとして、筋肉細胞はアセチルコリンという物質を受け止めなければならない。そのために、一つの筋肉細胞上にはたくさんのアセチルコリンレセプターが存在する。

このレセプターがアセチルコリンを受け止めると同時に、筋肉細胞のスイッチが入り、筋肉は収縮をはじめる（この逆の筋肉の弛緩にはアドレナリンが関係していると言われるが、アドレナリン刺激を受け止めるレセプターには、収縮をうながすαタイプと弛緩をうながすβタイプの二種類があるため働きが微妙である）。

運動時の筋肉細胞の興奮は持続的なものでなければならないから、アセチルコリン刺激はたった一回ではなく、絶え間なく与えられる必要がある。そのため、筋肉細胞上のレセプターはせっかく受け止めたアセチルコリンを、コリンエステラーゼという

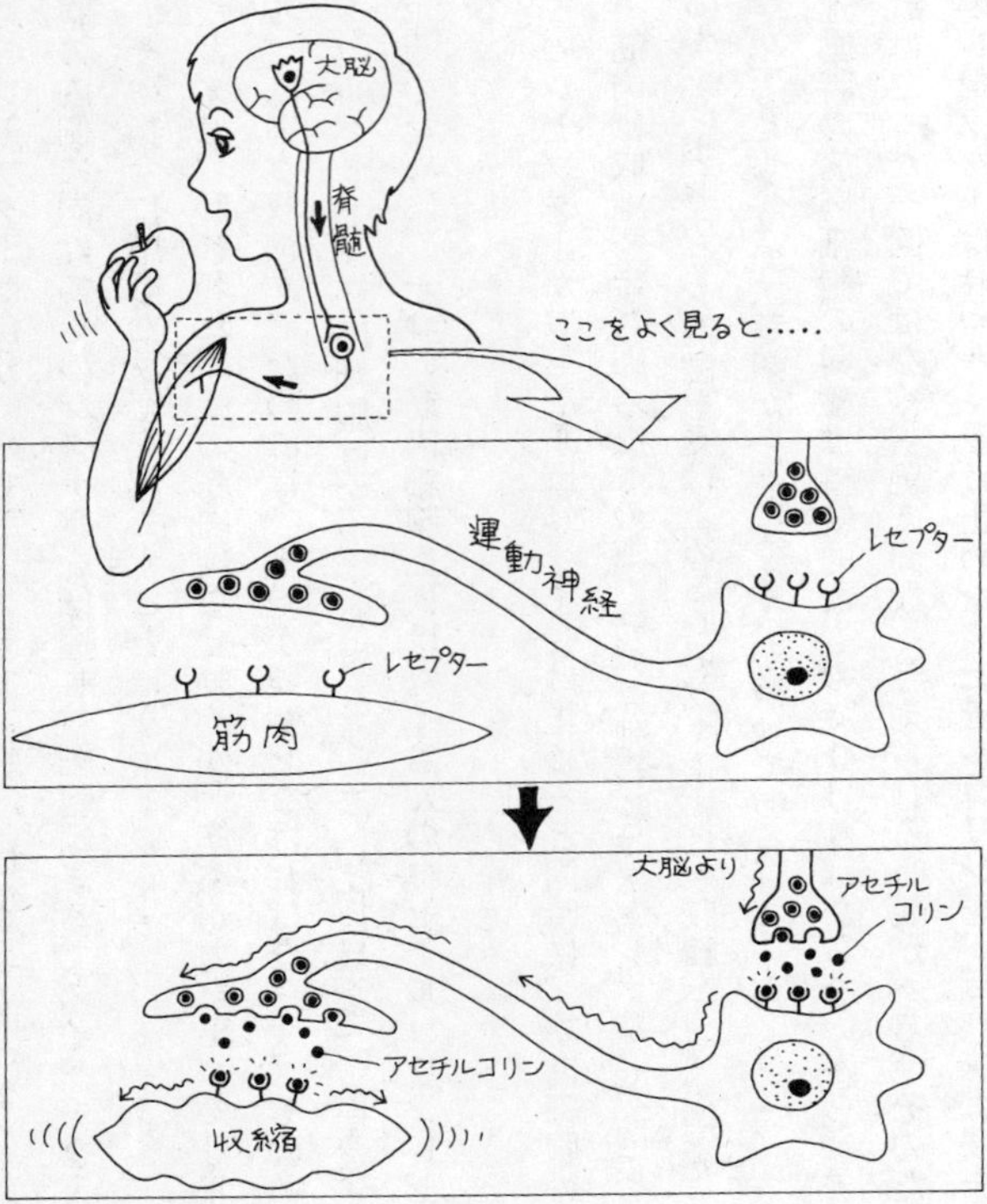

大脳の神経細胞の「筋よ収縮せよ」という命令は、脊髄の運動神経細胞を介して、筋肉の細胞に伝えられる。脊髄での神経細胞間の命令の伝達も、運動神経の末梢での筋細胞への命令伝達も、アセチルコリンの放出とそれを受け止めるレセプターによって行われる。

酵素によって惜しげもなくこわして（分解して）、また新たなアセチルコリンを受け止められるようになっている。ひどく忙しいレセプターである。

アセチルコリンレセプターは、全身の骨格筋のほか、脳や脊髄の神経細胞にもくっついている。また、脳の下垂体や副腎や甲状腺などからホルモンを分泌させて体内環境の維持に努める内分泌細胞にも存在する。

アセチルコリンのようなシグナルを伝える物質は、「神経伝達物質」と呼ばれ、神経細胞の末端から分泌され、筋細胞や内分泌細胞のレセプターにふりかけられる。そして、**〈ある特定の刺激に対する細胞の感受性は、シグナル分子を受け止めるレセプター分子のあるなしにかかっている〉**といえる。

また、同じ刺激を受け止めても、持っているレセプターがちがえば反応は異なるし、一つの細胞といえども、どのレセプターを刺激されるかによって、分泌する物質が変わってきたりする。まことに、分子という小さいものの威力はすばらしい。

◉リンパ球にあるアセチルコリンのレセプター

先ほど、高気圧で交感神経が優位になると顆粒球が増え、粘膜を破壊するような大量の活性酸素を出すことが虫垂炎の原因だと書いた。しかし、ここには決定的な決め手がない。交感神経優位だと、なぜ顆粒球が増えるのか。

実はこれは、レセプターによって説明のつく話なのである。

交感神経の伝達物質はアドレナリンであるが、二十年以上も前に読んだ論文に、顆粒球にはアドレナリンを受け止めるレセプターがあると書かれていた。そのときは、その意味の重大さがわからなかったが、福田さんが現れてから、日常的に顆粒球と交感神経を結びつけて考えている身には、顆粒球にアドレナリンレセプターがあることがあまりにも当然であり、そうでなければならないと思われるようになった。

ここから導かれる仮説は、もう一つの防御細胞であるリンパ球上には副交感神経伝達物質のアセチルコリンレセプターがあるにちがいない、というものだった。そこでわれわれは、「リンパ球にアセチルコリンレセプターがある」という仮定のもとに、実験を開始した。

まず使用したのが、蛍光色素つきのα-ブンガロトキシンである。これは神経学者がよく使う台湾アマガサヘビの毒で、アセチルコリンに近い性質を持ち、アセチルコリンレセプターに結合する。それどころか、レセプターに対する結合力はアセチルコリンよりも高く、いったんレセプターにくっついたらほとんど離れない。これを使って、レセプターにくっついているアセチルコリンがあれば、それを押しのけようという魂胆である。

このヘビ毒にはあらかじめ色をつけておいたから、ヘビ毒がリンパ球にくっつけば、その部分に色の標識がつく計算である。もしリンパ球が染まれば、リンパ球上のアセチルコリンレセプターとヘビ毒がくっついた、つまりそこにレセプターが存在する、と言っていいことになる。

しかし、この実験はなかなか骨が折れた。リンパ球は、なかなか染まってくれなかったのである。

実験の中心になっていたのは、新潟大学小児科（当時）の鳥谷部真一君であった。彼の指揮のもとで実験を開始して六ヵ月たった一九九五年（平成七年）七月、人間やマウスのリンパ球のうちT細胞を十数時間培養したところ、ついに、T細胞の約半数がヘビ毒で染まることを発見した。

この「十数時間」に勝因があったが、ここには偶然の力が働いていた。鳥谷部君は、忙しい診療の合間に研究をしていたため、思うように時間の取れないことがあった。たまたま病棟に呼ばれて、うっかりしてリンパ球の入った培養液を一晩放置してしまい、翌日気がついてあわてて見に行ったところ、なんと、リンパ球が染まっていたのである。「うっかり」が大発見の母なのであった。

われわれは、筋肉細胞からの連想で、培養液中に入っている血清に含まれるコリンエステラーゼの作用で、リンパ球上のアセチルコリンレセプターからアセチルコリンがはずれて、レセプターがヘビ毒のほうとくっついた可能性があると考えた。そこで、すぐコリンエステラーゼを買ってきて、培養液中にたくさん加えて実験したところ、わずか三、四時間で、同じようにリンパ球を染めることができた。われわれはその後、B細胞にもアセチルコリンレセプターが存在することを示すことができた。

リンパ球のアセチルコリンレセプターは、筋肉細胞上の「忙しいレセプター」とはちがって、仕事がゆっくりで、常時アセチルコリンが吸着した飽和状態になっていたと思われる。そのため、偶然に時間をおいたとき、コリンエステラーゼの働きで、やっとリンパ球からアセチルコリンがはずれてくれたのであろう。

ちょうど七月だったので室温も高く、実験台に置いた培養液がほどよく温められ、酵素の働きも活発になっていたにちがいない。

これまでも一部の研究者で、ヨウ素や炭素のラジオアイソトープ（放射性同位元素）を用いた方法で、リンパ球上に微量のアセチルコリンレセプターが存在すると提唱する人はいた。しかし、あまりにも微量であるため、これを疑問視する人のほうが多かった。

われわれは、コリンエステラーゼ処理を行うことによって、**〈リンパ球上に多量のアセチルコリンレセプターが存在する〉**ことを明らかにした。さらに動かぬ証拠として、アセチルコリンレセプターをリンパ球から精製することもできた。

この発見によって、レセプターを介して自律神経系と免疫系が密接に関係していることが明らかになった。が、私はもう一歩考えを推し進めてみた。それは、人体の生命機構を調節している細胞が、ある一つの大きな概念でくくれるのではないかというものであった。

◉「一人二役」の「受容－分泌細胞」

人間のからだのうち、神経系は、感覚器で受け止めた刺激を脳に伝えたり、脳からある器官への指令を伝達するために、網の目のように配置された神経細胞とその突起（神経線維）からできている。

一方、内分泌系は、同じく脳（の視床下部）にその指令部を持ちながら、神経線維のような線路を持たずに、さまざまな内分泌細胞から多様なホルモンを血液の中へ分泌して、遠くの臓器に働きかける。ホルモンは血液の流れに乗って全身に運ばれているのである。

神経系と内分泌系とは、指令の伝達方法も経路もまるでちがっているようにみえる。このような別個の系統に分けられた細胞群を観察し、その本質が連続的であることを、さまざまなデータを示して唱えた学者がいる。元新潟大学教授の藤田恒夫である。

形態学者の藤田先生は、電子顕微鏡による観察から、腸の内面に神経細胞のようなアンテナ状の突起と、内分泌細胞のような分泌顆粒を併せ持つ細胞を発見し、この細胞が腸の内容に含まれる特定の物質をアンテナで刺激として受け取り（アンテナの上にレセプターがある）、それによって興奮して、分泌顆粒の含むホルモン（シグナル物質）を放出すると考えた。そしてこの「一人二役」の細胞を「受容‐分泌細胞」と名づけた。

藤田先生はイヌを使っての実験で、フグの毒素であらかじめ神経の伝達をブロック（遮断）した状態で腸の中に塩酸やコンソメのエキスを注入し、消化管ホルモンが出るかどうかを調べることで、ホルモン分泌が神経支配を受けるか否かを明らかにした。果たしてイヌの小腸は、腸の内容物の化学的情報（刺激）を受けるとホルモンを分泌し、この反応に神経は関係していなかった。

つまり、神経におうかがいを立てなくとも自力で刺激を受容し、ホルモンを分泌する能力を持つ細胞の存在を証明できたのである。

消化管ホルモンを出す内分泌細胞が、特定の化学刺激を認識する「神経細胞の性質」を持っているのだから、神経のお世話にならなくともよいわけである。この実験を含む研究の過程を詳細に描いた『腸は考える』という斬新なタイトルの本は、岩波新書のベストセラーになった。

藤田先生は、細胞間のちがいよりもむしろ共通性を探すことのほうが大切であると考えた。この「受容‐分泌細胞」という観点からさまざまな細胞を眺めると、味細胞、嗅細胞、内耳細胞などの感覚細胞（次頁の図の中央の細胞）、副腎髄質やランゲルハンス島の内分泌細胞（図の右端の細胞）が、同じ仲間としてとらえられる。これが、

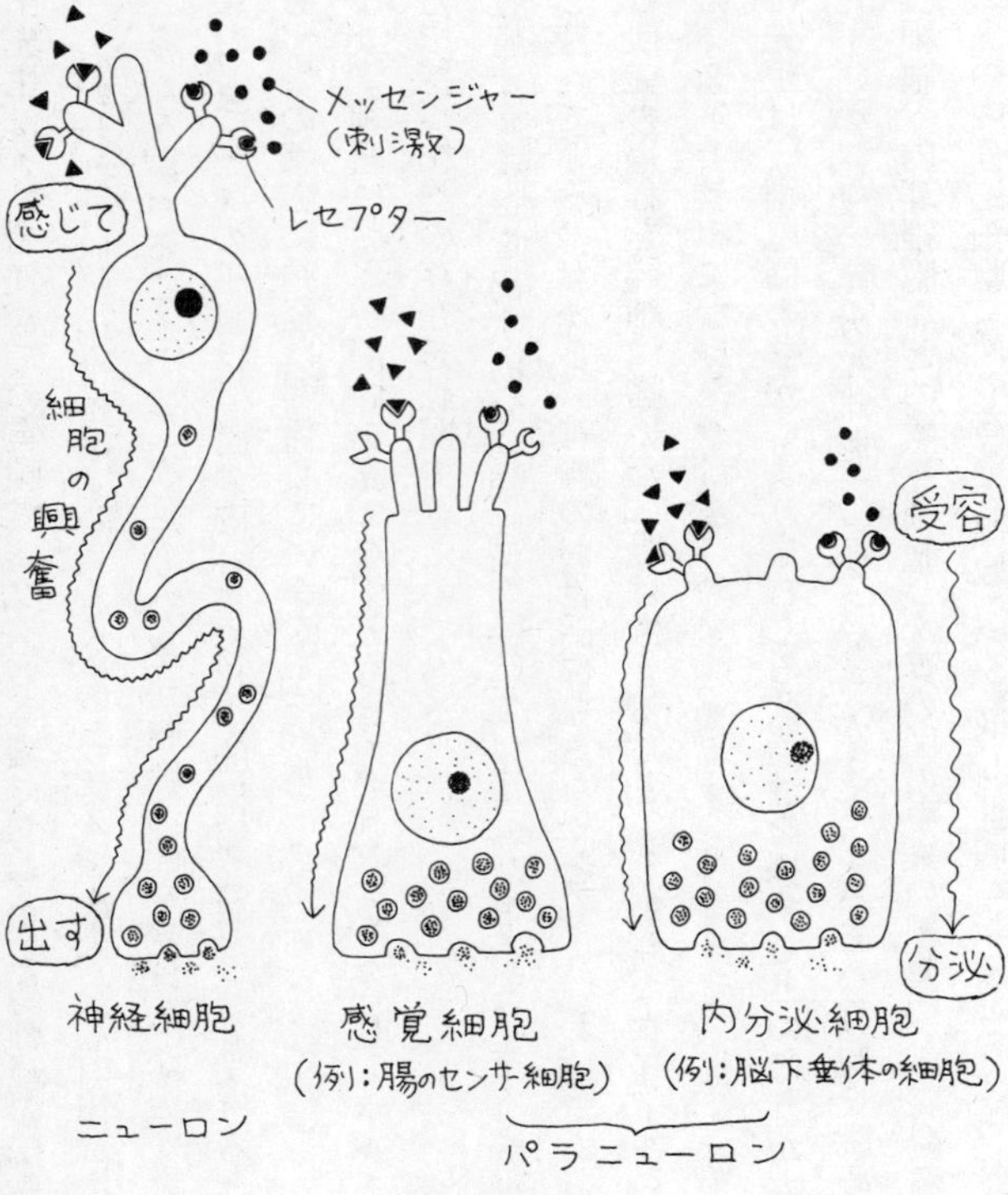

神経細胞（ニューロン）も感覚細胞や内分泌細胞（パラニューロン）もこのように並べて比べてみれば、構造と機能の本質は同じである（藤田恒夫のパラニューロン説）。

ニューロン（神経細胞）と共通した性質を持つ細胞群、「パラニューロン」の概念である。

この説が画期的だったのは、それまで別の職場で働いていた別種の細胞たちを、刺激を受容して顆粒に含まれるシグナル物質（一般に伝達物質やホルモンと呼ばれる物質）を分泌するという働きに着目して兄弟にしてしまった点である。このようにして、藤田先生は二十年以上も前から、神経細胞や感覚細胞、内分泌細胞の共通性を論じてこられた。そしてこの概念は世界的にも浸透していったのだった。

本当は、私がこのパラニューロンの概念を知ったのは、新潟大学に赴任してきた一九九一年のことで、自分の不勉強を恥じたものだが、こんなとんでもない説を掲げる先生のいることにびっくりしてしまった。しかし、斉藤理論に出会ったときと同じく、私はこの考えに素直に納得することができた。

ここでも私のレセプターが働いてくれたのである。

◉「感受‐分泌」する細胞は副交感神経の支配を受けている

最近は、神経系、内分泌系の二つばかりか、これに免疫系も加えた「神経‐内分泌‐

免疫系」というさらに広い概念が登場して、三つの系が互いに関連していることがさかんに論議されている。

やさしく言うと、楽しいことを考えていると、からだによいホルモンが分泌されるが、ストレスを抱えているときには、免疫機構を損なうような物質が体内で生成されて健康を害するといった、まさに「病は気から」ともいえる現象を解明しつつある学問である。

「神経‐内分泌系」（ニューロン‐パラニューロンの系統）では、共通の信号物質（ペプチドやアミン）が重要な根拠だったが、「神経‐内分泌‐免疫系」は、神経細胞、内分泌細胞、リンパ球が共通の接着分子（レセプターの一種）を使ったり、共通のサイトカインを分泌していることを根拠にしている。

「サイトカイン」とは蛋白質の一種だが、リンパ球などを活性化・分化・増殖させる、ホルモンのような物質の総称で、サイトには「細胞」、カインには「動かすもの」の意味がある。よく知られているものには、神経成長因子、インターロイキン、インターフェロン、腫瘍壊死因子などがある。

神経系や内分泌系で働くホルモンのうちのいくつかが、実はサイトカインと同じ物質であることが証明され、ここから神経・内分泌・免疫系の伝達物質の共有や連携が、再びクローズアップされてきている。

私は、この連携自体に異を唱えるものではない。しかし、三種類の細胞群が、ただ同じ物質を使用していることが証明されただけでは、充分ではないと思っている。むしろ、これらの細胞がいつ連携して動くかといった、ダイナミズムを見出すことが重要なのではあるまいか。

というわけで私は、これらの細胞群が一定の法則によって働くことに気づき、新しい概念を導入した。

それは、神経細胞、内分泌細胞、そしてリンパ球のいずれも、ある刺激を感受すると、貯えていた分泌物を放出してシグナルを伝達する性質がある、ということである（神経細胞の顆粒は、厳密には細胞末端にあるシナプス小胞を指す）。ひと口に言えば、「感じて出す細胞」であるが、これではちょっと品が悪いので、いかめしく「感受‐分泌細胞」と呼ぶことにする。

藤田先生の「受容‐分泌細胞」では、分泌ホルモンをアミンとペプチド系にかぎって、ステロイドホルモンを注意深く排除しているが、私の「感受‐分泌細胞」はさらに範囲を広くとっており、「分泌」という細胞の主要な働きを共有していれば、同じ仲間と考えている。

したがって、ステロイド分泌細胞（副腎皮質や性腺の細胞）ばかりでなく、腸や膵《すい》臓、唾液腺、汗や鼻汁《はなじる》の腺などの「外分泌細胞」も、特定の刺激を受けて自分が産生し貯えているものを分泌するという点で、「感受‐分泌細胞」の仲間に入れることにする。

今日の医学や生物学では内分泌（ホルモンを体内、つまり血中に出す）と外分泌（消化液や排泄物を体外に出す）とは画然と分けられるが、近年の内分泌学者や細胞学者には、消化管などで、内分泌と外分泌を兼業する細胞があるのではないかと考える人があるという。藤田恒夫先生も「外分泌と内分泌の連続性」は二十一世紀の細胞生理学の大きなテーマであると言っている。とすれば、私の提案は、それほど乱暴なものではないと思う。

長い前置きになったが、ここで私の主張の眼目は、**〈「感受‐分泌細胞」が、すべて副交感神経による支配を受けている〉**という点にある。

◉分泌は排泄現象が進化したものなのか

実は最初、「感受－分泌細胞」の副交感神経支配を考えるとき、多細胞生物の起源である単細胞生物にまでいっきにさかのぼってしまった。というのは、単細胞生物の「排泄」と多細胞生物の「分泌」がいずれも「出す」ということで共通しているために、同一起源だと考えたのである。

突然こんなところに単細胞生物を持ち出すと、面食らう読者もいるかもしれないが、生命現象を扱う学者にとって、単細胞生物は身近な存在であり、三十億年くらい軽く飛び越えてしまうのが常である。現に、われわれ人間とて、たった一個の受精卵から十ヵ月少々をかけて多細胞へと分化した生物なのだ。われわれと単細胞生物は、さほど隔たってもいないのである。

遺伝学者の大野乾《すすむ》先生（一九二八～二〇〇〇年。長くアメリカに在住、全米科学アカデミー正会員）によると、高等生物の使っている遺伝子のすべては単細胞生物時代に一〇〇パーセント完成していて、あとはその基本遺伝子を重複（つまりコピーのこと）することで数を増やすか、重複の過程で一部を多少変化させることで進化したにすぎないという。

その変化を私なりに解釈すると、いろんな機能を一個の細胞で「兼務」していた未分化な単細胞生物が、その機能を分担させる過程で細胞を多様化させて数を増やしたのであって、大部分の細胞において基本的な働きは変わっていないというのが、大野先生のご指摘なのだと思う。

担当細胞があるからその働きがあるわけではなく、はじめに働きがあって、それを特定の細胞に担当させるようになった、というのが進化や分化の本質であると言い換えてもよい。アメーバは単細胞で消化器官を持たないけれど、消化作用がある。同じようなことは、確か哲学者のベルクソンも言っている。

単細胞と多細胞を引き比べて私が注目したのは、多細胞生物において「排泄が副交感神経支配である」という点である。ここに「分泌も副交感神経支配である」と並べる。このうち、単細胞生物が持っていた機能は「排泄」のほうであるから、こちらの機能が「分泌」より古いと考えられる。

ここから、**〈分泌は排泄現象が進化・複雑化したものである〉**という仮説が導かれるわけである。

◉緊張するとなぜのどが渇くのか

もう少し、考えてみよう。副交感神経優位では、人間のからだはどのような状態になっているだろうか。「活動の交感神経」に対し、副交感神経が演出するのは、休息とリラックスの状態である。たとえば、ごちそうをたくさん食べて、ゆったりと満ち足りて、休息しているときを考えるとよい。

このとき、脈拍と呼吸はゆるやかで、血圧もさほど高からず、つまり血管は拡張している。さらに胃腸の働きも活発で、先に述べた排泄もこのときに行われる。

興味深いのは、いずれの部位も同じときに調子をそろえてリラックスしていることである。このような現象を、副交感神経によって各器官が「同調」しているという。

それでは細胞レベルではどのような動きがみられるかというと、「感受‐分泌細胞」はすべて、副交感神経優位のとき、それぞれにシグナル物質をいっせいに分泌する。

この分泌指令を出すのが細胞膜上のレセプターであるが、神経細胞、内分泌細胞は、リンパ球と同じくアセチルコリンレセプターを持っている。つまり、副交感神経伝達物質であるアセチルコリンを感受して分泌を行うことで、これら三種の細胞は同調して働くのである。

よって排泄を司る副交感神経が働くとき、細胞レベルでも同調が起こり、それぞれの細胞が感受し、分泌しているといってよいのである(顆粒球だけはアドレナリンレセプターを持つため例外で、ほかの「感受－分泌細胞」とは逆に、交感神経緊張状態で数が増え、仕事をする)。

まったく逆の状態が、交感神経緊張状態である。たとえば、大勢の前で慣れない話をしてのどがカラカラになる、柔道の試合をする、など、なんでもいい。「固唾《かたず》を飲む」という表現は、いかにも緊張して分泌現象が抑制されていることを思わせる。

こんなとき、リンパ球の数は減り、機能が低下する。のどが渇くことは外分泌細胞の働きの低下であるし、インスリンが出ず血糖値が上がるのは内分泌細胞の働きの低下、そして、神経伝達物質の分泌が止まるために知覚は鈍くなり、けがをしても痛みを感じないことがある。無我夢中になっているときなど、すべての分泌現象が抑制されているわけである。

◉顆粒球にアドレナリンレセプター、リンパ球にアセチルコリンレセプターの理由

これまでに、顆粒球にアドレナリンレセプターが存在し、リンパ球にアセチルコリンレセプターが存在することを話してきた。なぜそうなったかは、これら二種類の防御細胞の起源を考えれば納得がいく。再び単細胞生物までさかのぼって考えてみよう。

単細胞生物は、ただ一つの細胞しかないために、細胞全体で異物への防衛に当たるしかなかったが、多細胞生物に進化していくとき、最初に皮膚（外胚葉上皮）と腸管（内胚葉上皮）ができてくる。

皮膚は外界と直接接している部分であるし、腸も食物を取り込むことによって外界と直接接触している。よって両方とも異物に触れる機会は多い。ここから、まず最初に、皮膚と腸のまわりで、異物を食べ込んでからだを守る防御専門の細胞が準備されたと考えられる。これが原始マクロファージ、今のマクロファージのご先祖様である。

この原始マクロファージは、異物を食べ込んで分解し、酸化物として排泄する。マクロファージには「大食細胞」という別名もある。また、食べ込める限度を超えた大きさの粒子に出会ったときは、食べる前に、酵素を外に分泌して直接攻撃に当たったものと思われる。

このような働きを効率よく行うためには、マクロファージが異物侵入の場に駆けつけ、一定時間その場にへばりつき（接着し）、とどまる必要がある。つまり、原始マクロファージの仕事は、〈**異物の食べ込みと細胞間の接着**〉を、その二大特徴としている。

マクロファージは、生体がいっそう多細胞化する過程で、さらに進化して子孫をつくった。

それが顆粒球とリンパ球である。ここに分業が発生し、えさ取り行動のときは食べ込む能力の高い顆粒球を働かせ、えさを消化したり排泄したりするときは、リンパ球を活性化させて、生体防御のバランスがとられるようになった。

マクロファージは、今もわれわれの白血球中に約5％存在する（単球として）が、いまだに単細胞時代の性質を残している。酵素を分泌して異物を分解する仕事もまだ続けているし、分解した異物の切れ端をエリートリンパ球のT細胞に見せて「これが抗原ですよ」と通報する役目も果たしている。

人間のからだには、血液だけでなく、肝臓、脾臓、肺、骨、脳にいたるまで、このような「異物を食べる」能力を持った細胞があり、これらをひとまとめにしてマクロファージと呼んでいる。

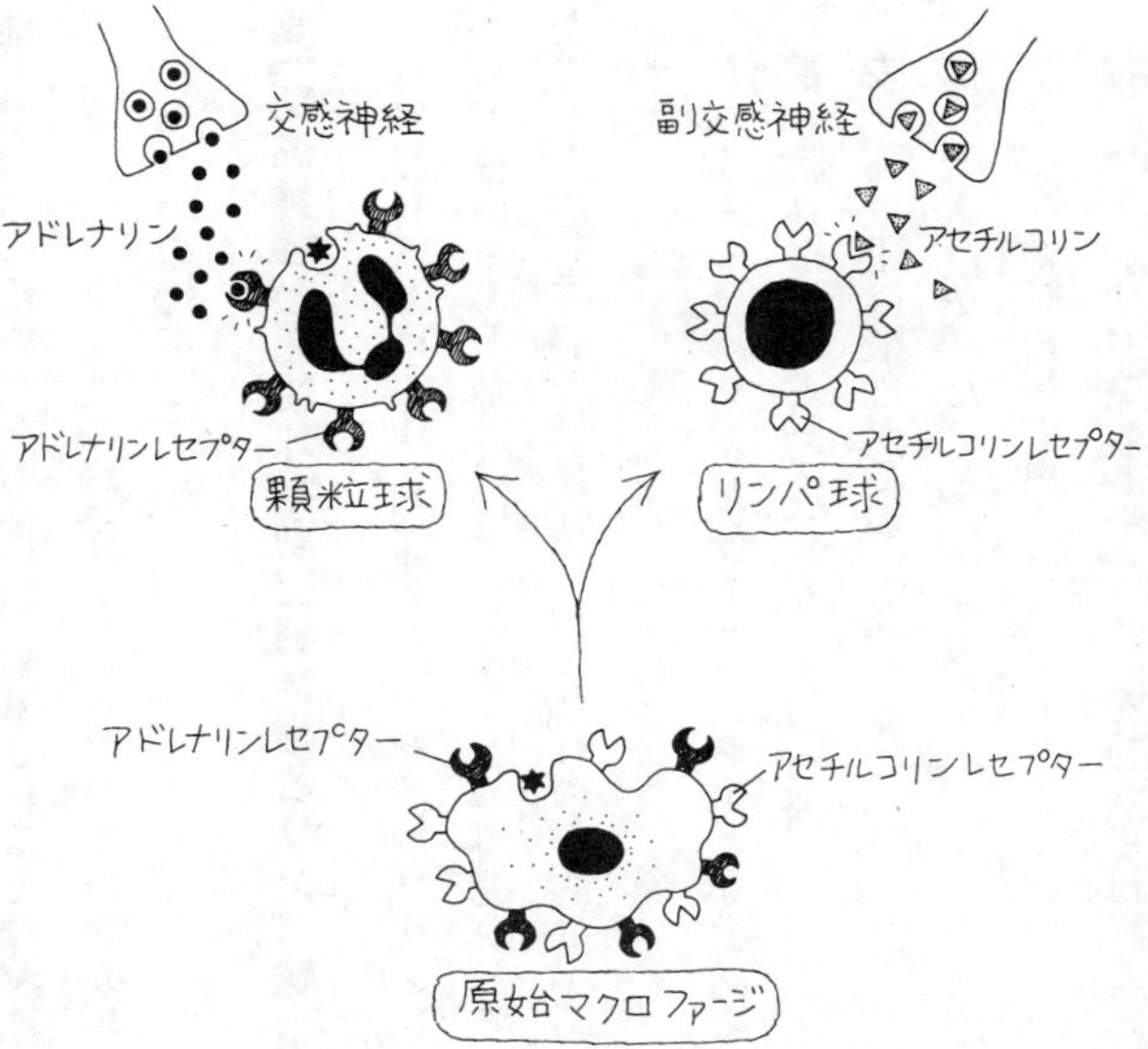

おもしろいことに、この「元祖白血球」ともいうべきマクロファージは、活動時も休息時もある程度働くように、今もその膜上に、交感神経の刺激を受け止めるアドレナリンレセプターと、副交感神経の刺激を受け止めるアセチルコリンレセプターを両方とも保有している。未分化時代の名残である。

その子孫である顆粒球は、主にアドレナリンレセプターを受け継ぎ、リンパ球はアセチルコリンレセプターを受け継いだ。このため、交感神経が刺激されると顆粒球が増加し、その食べ込む能力がからだを守り、副交感神経優位のときはリンパ球が増加し、免疫機構でからだを守るようになったのである。

◉「交感神経と顆粒球」「副交感神経とリンパ球」で、いろいろな謎が解ける

鳥谷部君によってリンパ球上にアセチルコリンレセプターがあることが確認できてから、福田さんと私は、にわかに二人の研究がとてつもない広がりをみせはじめてきたことを感じていた。最初、われわれの目的は「晴れた日の虫垂炎」の謎を解くことだった。

これまでの経緯を振り返ると、次のような会話に集約される。

福「晴れた日は高気圧」

安「高気圧は酸素が多い」

福「酸素はからだにとってストレス。よって交感神経緊張」

安「交感神経緊張で出るのはアドレナリン」

福「アドレナリンのレセプターを持つのは顆粒球。よって交感神経緊張で顆粒球が

増える」

安「顆粒球は活性酸素を出す」

福「活性酸素が虫垂の粘膜を破壊した」

福田さんとの研究でわかったのは、組織が破壊され、崩れてしまうほど重症の虫垂炎（壊疽性虫垂炎）は高気圧時に多く、そのとき組織中に見られる顆粒球（詳しくは好中球）の増加と血液中の顆粒球増加は同時に起こっている。つまり、顆粒球の増加はからだ全体に見られる現象だということである。

虫垂炎の原因としては、よくウイルスや細菌の存在が挙げられているが、今回、電子顕微鏡によって虫垂の組織を見たところ、組織破壊の原因となる細菌は見当たらない。とすると、細菌説は捨てなければならず、ますます顆粒球増加説のほうが浮かび上がってくる。

また、虫垂炎もひどくなると、粘膜に孔《あな》があいたりもするが、このような場合も顆粒球説は説得力を持つ。高気圧や風邪の治りかけ、ストレスのあるときなどは、交感神経緊張で増加した顆粒球が、虫垂でのマクロファージやリンパ球の刺激を介して自爆死を起こし、ある部位に集中して組織破壊を起こした結果、穿孔《せんこう》につながる。

「晴れた日の虫垂炎」は、今まで不明確だった、自律神経系と生体防御系の密接なつながりを教えてくれた。調べているうちに、もはや虫垂炎だけでなく、ほかの事象もこの新しい観点で眺めるくせがついてきた。

われわれの物の見方は、こうして大きく転換したようである。実際、次の章でも述べるように、病気だけでなく、あらゆる現象の謎が、自律神経と白血球の関連から驚くほどすっきりと解けてきたのである。

〈交感神経と顆粒球、副交感神経とリンパ球〉という二つのペアの反応で、いろんな謎が解けるおもしろさに、二人ともすっかり夢中になってしまった。

一九九五年八月、われわれはこれをおごそかに「福田－安保の法則」と命名し、「ノーベル賞をとったらどうしよう」と心配しながら祝杯を上げた。

さらにこれをもう少しおもしろくするために、斉藤先生にならって、人間を、その状態によって二つのタイプに分けてみた。

それが「顆粒球人間」と「リンパ球人間」である。

◉「顆粒球人間」と「リンパ球人間」のちがい

「顆粒球人間」か「リンパ球人間」かは、白血球を調べてその比率を見ればはっきりするが、日常的な観察からも割合簡単に識別できる。

「顆粒球人間」の肉体的特徴は、やせ型、筋肉質で皮膚は浅黒い。交感神経優位で脈は速い。性格あるいは行動パターンは、男っぽくて概して攻撃的、意志が強く、集中力が高い、いわゆる短期決戦型の働き者が多い。しかし、怒りっぽい、視野が狭いなどの欠点もある。

先ほど白血球中のそれぞれの細胞の平均的な数値は顆粒球60％、リンパ球35％と書いた。**〈顆粒球比率が70％前後〉**になっている人は、まぎれもない「顆粒球人間」だといってよい。

これに対して「リンパ球人間」は、ふくよかな体型の人や女性に多く、皮膚はみずみずしく色白で、目はつぶらで丸い。ゆったりした性格で感受性が強いが、視野が広い反面やや散漫なところがある。物事を推し進めるときには瞬発力はないが、持続性がある。**〈リンパ球比率はだいたい40％前後〉**であろう。

みなさんも身近な人を思い浮かべれば、なんとなく納得できるのではないかと思う。

一番肝心なのは、**〈この二通りの要素が誰の中にもいくぶんかずつ共存しているこ**

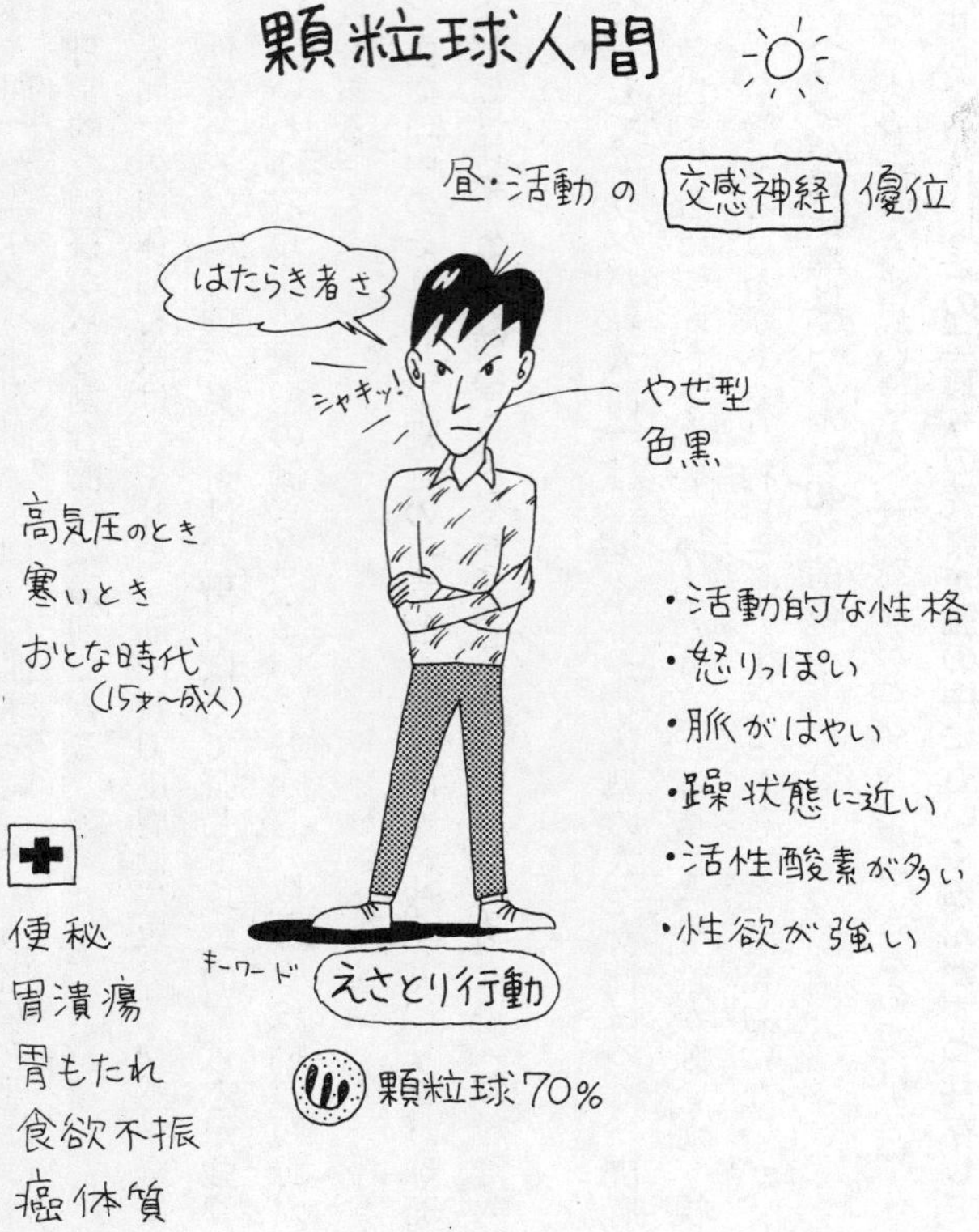
顆粒球人間
昼・活動の 交感神経 優位
はたらき者さ
シャキッ!
やせ型
色黒
高気圧のとき
寒いとき
おとな時代
(15才~成人)
・活動的な性格
・怒りっぽい
・脈がはやい
・躁状態に近い
・活性酸素が多い
・性欲が強い
便秘
胃潰瘍
胃もたれ
食欲不振
癌体質
キーワード
えさとり行動
顆粒球70%

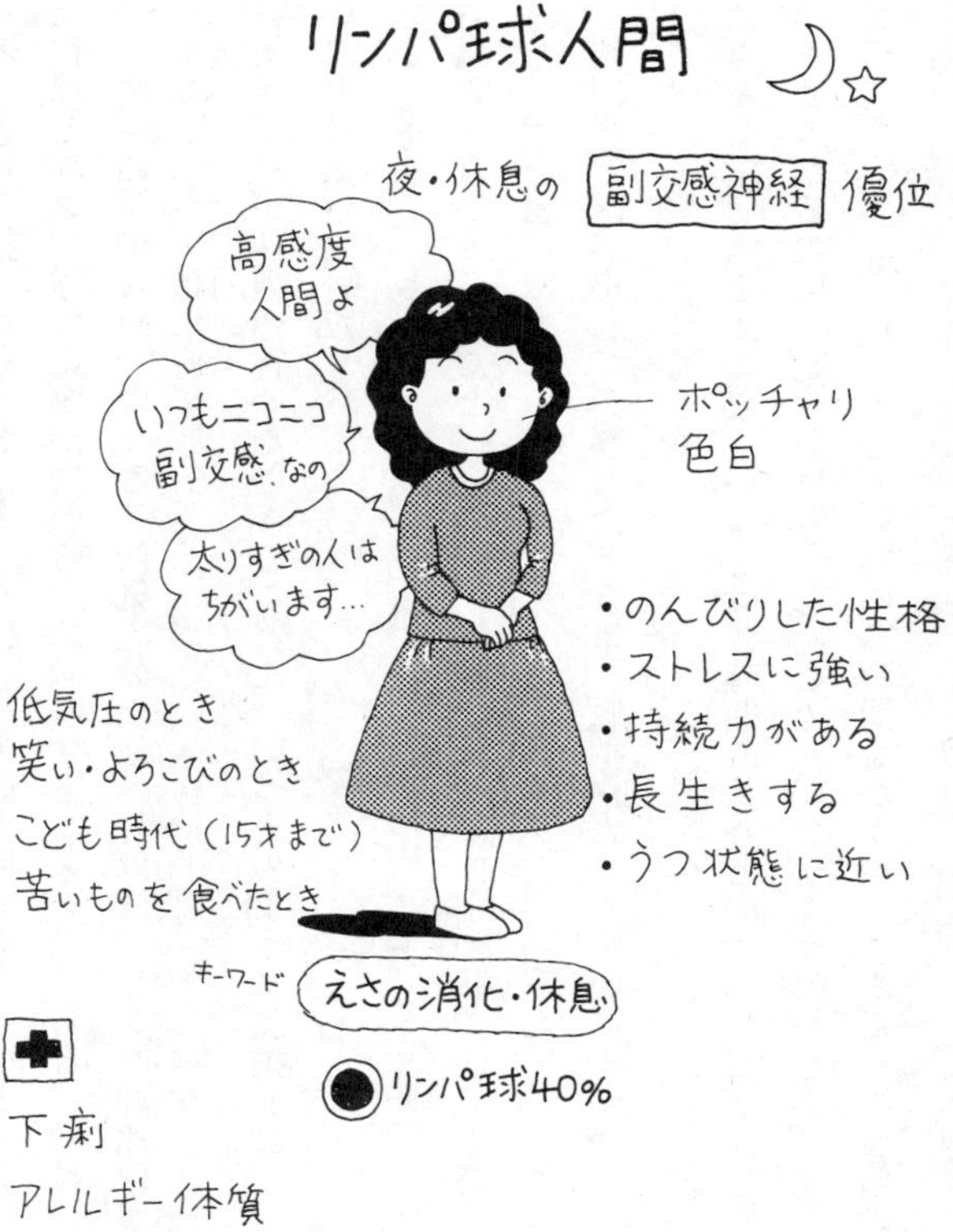
リンパ球人間
夜・休息の 副交感神経 優位
高感度人間よ
いつもニコニコ副交感、なの
太りすぎの人はちがいます…
ポッチャリ
色白
・のんびりした性格
・ストレスに強い
・持続力がある
・長生きする
・うつ状態に近い
低気圧のとき
笑い・よろこびのとき
こども時代（15才まで）
苦いものを食べたとき
キーワード えさの消化・休息
リンパ球40%
下痢
アレルギー体質

と〉である。脈拍の揺れからもわかるように、一人の人間でも、そのときの状況によって、顆粒球とリンパ球の比率が変わる。急激なストレスを受けると、顆粒球比率が高まり、やや「顆粒球人間」になる。低気圧の土地へ行けば、リンパ球比率が高まって「リンパ球人間」の傾向が強まる。

そういえば、私が沖縄へ行ったときのことだ。いつものように脈拍を計っていておもしろいことに気がついた。

新潟にいるときは、私の一分間の脈拍はいつも午前中が七〇くらいで、午後が六五、夕方以降が六〇くらいだというのに、沖縄では、午前中の脈拍が五五で、夕方は五〇近くと、ずいぶん遅かったので、なんとなくけだるく、頭がぼうっとしていた。午後に三時間ほど講義をして興奮したときは、脈拍が六五くらいに上がったが、少し休むとまたすぐ五〇に近くなった。

夕方にみんなでお酒を飲んだ。いつもは二時間も飲むと酔っ払って、一分間の脈拍数が九〇まで上がるのに、その日はどうしたことか、なかなか酔わない。完全に酔っ払う（脈拍が五〇から九〇に上がる）までに六時間もかかった。ふだんの三倍のスローペースであった。

おそらく、低気圧の土地では空気（酸素）の量が少なくなるので、からだの諸機能の働きが低下して変化の速度も遅くなり、ゆったりとした副交感神経優位の状態になるのだろう。そのせいか、沖縄県には長寿者が多い。一九九六年現在でも百歳以上の人が三〇〇人近くいるということだ（二〇一〇年度には、沖縄の百歳以上の人は九二三人に。全国では四万四四四九人。ちなみに人口一〇万人当たりの百歳以上高齢者数は二〇〇九年度までは沖縄県が一位であったが、二〇一〇年度は、島根県、沖縄県、高知県の順）。

私が経験したように、状況によって脈拍に揺れが生じることは自然で健康なことなのであるが、問題は脈拍に揺れがなくなってきたときである。高めあるいは低めで脈が固定すると、少々やっかいになってくる。

高めで固定した脈は、交感神経緊張がずっと持続していることを表す。これは度のすぎた「顆粒球人間」になることと同じである。「顆粒球人間」の弱点は、副交感神経支配の消化器機能が低下して食欲不振や便秘になったり、交感神経支配の循環器系の働きが亢進するために、激しい動悸、不安感、切迫感などに見舞われることである。ついには、いつも疲れた状態の倦怠感が襲う。

一方、脈が低めで固定しているときは、副交感神経緊張の持続によって強度の「リンパ球人間」になっている危険がある。このとき、からだは下痢やアレルギー、うつ状態などに陥る。

「顆粒球人間」、「リンパ球人間」それぞれにいいところも悪いところもあるが、何かのきっかけで度がすぎると、それぞれの体質に応じた病気を引き起こす。

それでは、次章から「福田－安保の法則」を使って、「顆粒球人間」と「リンパ球人間」の特徴をみていくことにしよう。

第4章

自律神経と白血球でわかる「からだの状態」

◉なぜ長寿県と短命県があるのか

福田さんと私は、自律神経系と生体防御系のかかわりを、顆粒球とリンパ球という細胞に注目して解き明かしつつあるが、その決め手が、顆粒球上にあるアドレナリンレセプターと、リンパ球の膜上にあるアセチルコリンレセプターであったことは先に述べた。

〈アドレナリンが出る交感神経優位時の顆粒球増加〉と、**〈アセチルコリンが出る副交感神経優位時のリンパ球増加〉**という二通りの反応が「福田 - 安保の法則」の目玉である。この法則に当てはめて気づいたことを、二人で競って報告し合ってきた。その結果を、これからいくつか述べてみたいと思う。

自分のからだの中で顆粒球が増えているか、リンパ球が増えているかは、住んでいる土地の気圧や時代の傾向、加齢などのように、自分ではどうにもできないものにも左右されている。反面、食べ物や薬の及ぼす影響など、知っておけば何かの役に立つこともある。そんなことについて書いていくことにしよう。

まずは各地の気圧から、なぜ長生きの土地とそうでない土地があるかを調べてみた。

昭和五十年代に入ると日本人の平均寿命はどんどん延びはじめ、平成七年（一九九五年）には、男性七十六・四歳、女性八十二・八歳（二〇〇九年の日本人の平均寿命は男性七十九・五九歳、女性八十六・四四歳と、四年連続で過去最高を更新した。二〇一〇年七月、厚生労働省発表）。この原稿を書いている平成八年現在では、百歳を超える人が七三〇〇人（二〇一〇年度は前にも述べたように四万四四四九人、この十数年で飛躍的に増えている）もいると聞く。

平均寿命が延びた大きな理由は、栄養状態がよくなったために乳幼児死亡率が低下したことに加え、老人の寿命が長くなったことである。

栄養状態がよくなると、人間のからだは「えさ取り」にあくせくすることもないので、交感神経優位から「休息」の副交感神経優位の状態に移る。からだは顆粒球の防御からリンパ球の防御になり、活性酸素にさらされる機会は減少する。これが日本が長寿国となった大きな理由である。

その中で、昭和五十年以前も以後も、変わることなく「長寿の県」、「短命の県」というものが存在している。代表的なものには、長寿県として第3章でも述べた沖縄県や長野県などがあり、短命県には青森県、秋田県などがある。

気圧を調べてみると、ずばり〈**低気圧が長命県、高気圧が短命県**〉であることがわかった。沖縄県は南にあるため気温が高く、温められた空気が上昇気流となり、低気圧を生む。低気圧のとき空気中の酸素分圧は低い（酸素が少ない）ため、人間のからだは副交感神経優位の状態となる。長野県は高地であるために酸素分圧が低く、同じ理由で、そこに住む人を長寿へと導く。

また、低気圧の土地に住む人は、基礎代謝量も低くなるので塩分の摂り方も少なく、沖縄の人たちのように薄味を好むようになる。

この逆が、青森県や秋田県である。寒さによって空気は重くなり、年間を通じて気圧は高めに保たれている。また、寒さそれ自体が基礎代謝量を上げ、交感神経優位の状態をつくる。からだは顆粒球の防御態勢になると同時に、活性酸素がどんどん出てくる。この結果、これらの地域には、働き者や頑固者が多く、短命となる。塩分の摂取量もかなり多く、しょっぱい漬物が好まれる。そしてこの塩分摂りすぎが交感神経優位を助長するのである。

気圧と寿命の関係に気づいてからは、有名な長野県の長寿村へテレビのアナウンサーが出かけて行って、インタビューしているのを見たりすると、おかしくなってしま

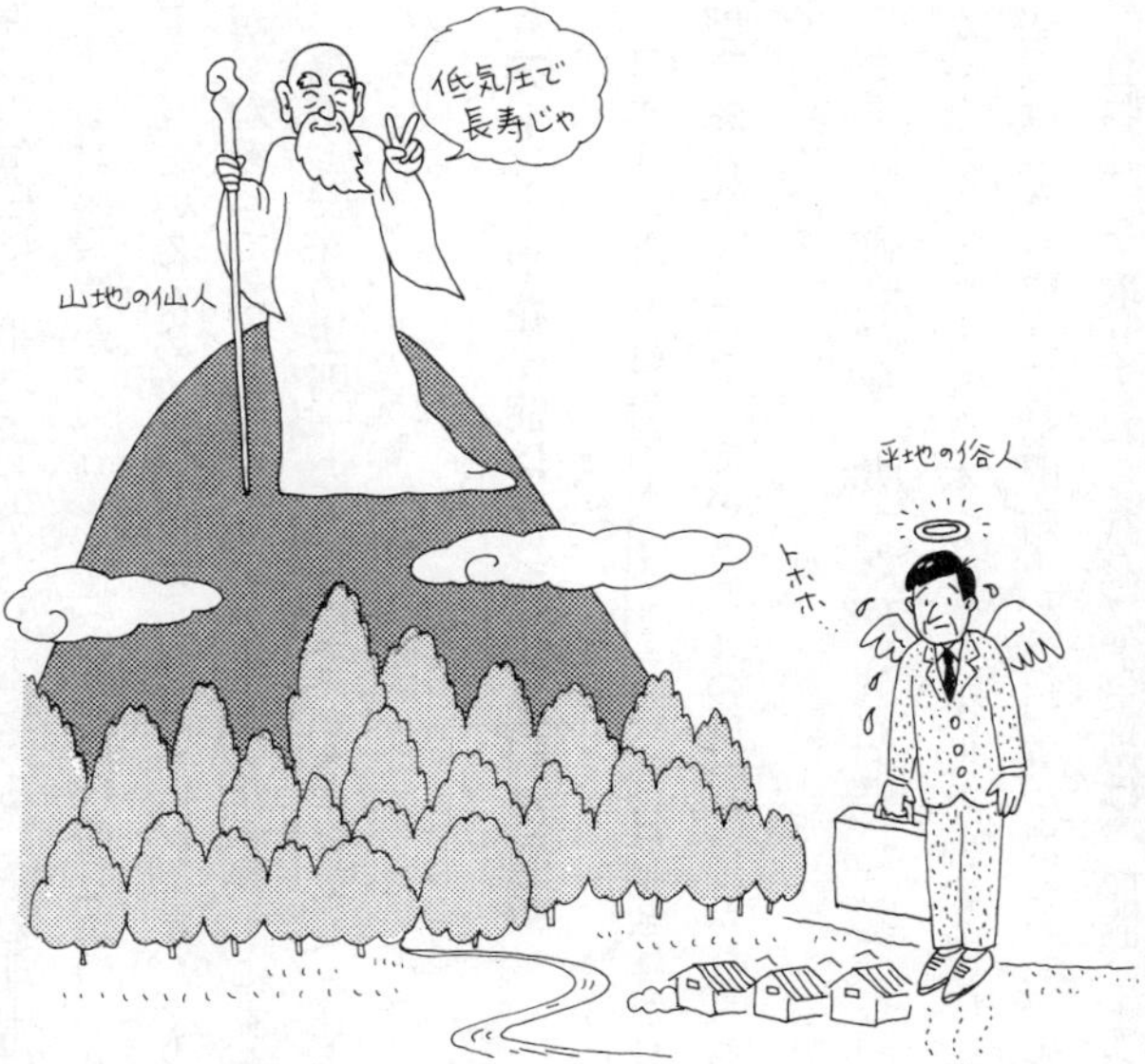
低気圧で
長寿じゃ
山地の仙人
平地の俗人
トホホ…

う。彼らは、長寿の秘訣が食事にあると決めてかかっているので、「おじいちゃん、毎日何を召し上がっていますか？」と尋ね、案の定、「山菜」という答えを聞いて満足している。

しかし、私に言わせれば、あの土地は**〈気圧が低いから人々は「いつもニコニコ副交感」〉**の状態になっており、またそんな人たちは山菜を好むものなのである。そして山菜を食べれば、ますます「副交感づく」という循環の反応になっている。

ちなみに、私が住んでいる新

潟県の気圧は、平均よりかなり下にある。その理由は冬の寒いときにも、日本海を北上する対馬暖流がシベリアからくる高気圧とぶつかり、雲を発生させて上昇気流を生じさせているためである。冬の日本海の空はいつも鉛色で、気が滅入りそうになるが、かえって冬の新潟は気圧が高くなりすぎずにすんでいる。

「福田－安保の法則」のおかげで、変な天気も「長生き天気」だと思えるようになってきた。

◉アトピーや花粉症はリンパ球過剰が原因

日本人の寿命が延びていることは、**〈日本全体がリンパ球豊富な「いつもニコニコ副交感社会」〉**になっていることの反映にほかならない。これは現代病の特徴にもよく表れている。

まずは「戦後の青《あお》っ洟《ぱな》」である。なぜ、そうだったのかは次のように、顆粒球が多かったからである。日本では第二次世界大戦前後、空腹の子供が全国的に広がった。

空腹は「えさ取り行動開始！」の指令が出るため、交感神経緊張状態となる。

食物として取り入れられたブドウ糖は、血液によっていろいろな組織へ運ばれてエネルギーをつくる必要から、血糖として血中に一定濃度溶けており、残りは主に肝臓でグリコーゲンとして貯蔵されている。血糖が不足してくるとエネルギーが出ない。そこで肝グリコーゲンをアドレナリン刺激で分解し、血液中にブドウ糖が補給される。

空腹時の血糖値は低いから、血糖値を上げるために副腎髄質からアドレナリンが分泌される。この結果、アドレナリンレセプターを持つ顆粒球が、全身に増えてくるというわけである。

顆粒球が異物退治をすると、たいていその部分に化膿性の炎症が出るのが特徴である。空腹状態では、ほんのちょっとした常在菌（腸をはじめ人間のからだにいつも存在している無害な細菌）が顆粒球を刺激すれば、容易に化膿性の炎症が起きる。顆粒球は活性化すると必ず死ぬ。この顆粒球の死骸がたくさん集まったものが膿《うみ》なのである。

この膿が、戦後の子供たちの青っ洟（副鼻腔炎）や中耳炎の正体である。空腹で顆粒球が増えていたのだ。

充分食べることのできた家の子は、このような病気にかからなかった。

今の時代でも、同じような化膿性疾患は発展途上国に多くみられるが、これも飢えと貧困から社会全体が交感神経優位になっているためだろう。

一方、この逆の現象がみられるのが、今日の飽食の時代である。食べ物があふれているわけだから、「えさ取り行動」が不要で、交感神経が充分活性化しない。活性化したとしてもその時間が短く、いやでも副交感神経優位の状態が続いて、リンパ球を増やす。

リンパ球は、自分以外のものを抗原と認識し、抗体をつくってからだを守る。この免疫機構が外界の異物と戦ってくれているうちはいいのだが、働きが過剰になると、往々にして自分のからだそのものに対して好戦的になる。

現代の日本に多い子供のアトピー性皮膚炎や気管支喘息《ぜんそく》、さらに大人の花粉症は、ほかに引き金となる原因も加わるが、白血球に関しては、リンパ球過剰によるものだと断言できる。リンパ球が増えるような生活形態なのだから当然だといえよう。

もう一つの特徴が、昨今の過剰な「清潔指向」である。殺菌はもちろん大切なことではあるが、行き過ぎはかえって危険を招く。なぜなら、菌がなければ顆粒球は失業してしまい、いざというときに急速にその数を増やすことができない。

先に述べた発展途上国では、衛生状態もあまりよくないから、まずリンパ球過剰にはならないだろう。日本のように、朝シャンをして、こまめに手を洗い、きれいな飲料水だけを飲むといった**〈徹底的な「除菌」は、リンパ球を増やしすぎて、生体防御のバランスを崩している〉**のである。

◉緊張感を持てば元気になる？

「副交感神経社会」に住む日本人の特徴は、知覚が鋭敏で神経質であることに加え、リンパ球の反応であるアレルギーが多くみられることである。

もともとアレルギーの定義は、「特定の人が特定のものに対して起こす過剰反応」であるが、「福田‐安保の法則」からみると、明らかにリンパ球の過剰反応と考えられる。われわれが調べたところでは、「顆粒球人間」にはアレルギーはめったにみられない。

私なら、アレルギーを治療するには、とりあえず、顆粒球が増えるような刺激を与える。つまり、自律神経の針を副交感神経側から交感神経側に戻すことを考える。**〈空腹は交感神経を優位にする〉**から、まず食事量を制限する。そして、紫外線を浴びて運動する。紫外線は、浴びすぎると皮膚が黒くなることからもわかる通り、顆粒球を増やす刺激である。また、寒さや皮膚への刺激はからだを交感神経優位に導いてシャキッとさせるから、冬場の乾布摩擦などやるとよい。

緊張感を持たせるためには、ある程度の精神的ストレスを与える。睡眠時間の短縮も、からだにとってのストレスとなるので、交感神経優位となる。

実際にも、子供のアトピー性皮膚炎や気管支喘息に、経験的にこれらの方法が応用され、効果を上げているのは、よく知られたところである。

同じ原理で、子供たちをいっぺんに元気にするものに、臨海学校や林間学校がある。まず、集団生活によって多少の精神的ストレスが加わる。戸外にいるので紫外線を浴びる。毎日のように早起きすることで睡眠時間の短縮につながる。

日常とちがう経験をすることで、子供たちも興奮しているから、ともすればややゆるんだ副交感神経優位の状態から、自律神経の針は交感神経側へと戻るのであろう。

大人でも、休みを取って知らない土地へ旅行すると、ほどよい緊張感があって元気になる。これも同じ理屈である。

◉空腹ほどセックスがしたくなる？

これはまだ仮説の段階だが、昨今の日本での出生率の低下について、「福田－安保の法則」によって考察してみようと思う。

社会的な状況として、女性の婚期が遅れているとか、結婚後も仕事を持つために出産を望まないケースが増えていることは事実である。もっと単純には避妊具の普及も考えられる。しかし、自律神経のほうから考えると次のようになる。

現代の日本社会は経済的に豊かになっているため、社会全体が副交感神経優位のゆったりした状況になっている。**〈セックスとはもともと交感神経緊張状態で起こる行為〉**だから、のんびり社会では性的欲求が起こりにくい。ここに、昨今の性にまつわる情報や刺激がエスカレートする原因もみることができる。少々のことでは刺激を感じないというのは、のんびり社会ならではの現象である。

その証拠に、戦争中の日本は、一家族に五人も一〇人も子供がいた。「産めよ増やせよ」と言われる前に、よくセックスし、よく産んだ。皆、空腹であった。空腹だといやでも交感神経緊張状態になる。したがって性的欲求が高まるのである。現在、夫婦間でセックスの回数が減る傾向にあるのは、いかに満ち足りているか、ということでもある。

おもしろいことに、男性の射精だけは分泌現象なので副交感神経の支配を受ける。

酒を飲んで男性が調子が狂うのは、交感神経が緊張しているために行為はできるが、射精までの時間が延びたり、ときとして射精にはいたらないことがあるためである。

豊かな社会がある一方で、発展途上国には毎日のように飢えて死んでいく人たちがいる。このような国の人口増加は爆発的なものがある。人に聞いた話では、近くに女性がいると、男どもは飛びかからんばかりだともいう。飢えのために交感神経優位になって、異常に性欲が高まっているのである。

「貧乏人の子だくさん」というように、みすみす苦労の種をつくっているようなものだが、貧しいと子供がたくさんできるのも、生物学的な現象なのである。

空腹とセックスの関係がわかると、実験にも役に立つことがある。大学や研究所にある動物施設では、全国いたるところで、夏にマウスやラットの繁殖が悪くなることに悩まされている。夏は、気圧が低いので空気が薄くなり、交感神経優位から副交感神経優位の状態になるためであるが、このようなときは、一晩えさを与えないことである。私はこの方法で、マウスを交感神経優位にしたところ、オスがメスに飛びかかり、うまく妊娠させることができた。

◉ダイエットは便秘になりやすい

よく「気が張って風邪をひく暇もない」とか、「気がゆるんだら風邪をひいた」という。風邪の症状のうち、熱が出るのは、マクロファージから分泌される発熱に関係する因子のせいであるが、そのほか鼻水、下痢、だるさ（脈が遅い）、頭痛（知覚過敏）などをみて、何か気がつかないだろうか。

これらは「感受‐分泌細胞」が活性化されているために起きる症状で、ウイルスと戦うリンパ球も活性化されているために、のどの粘膜で炎症が起きる。言うまでもなく、からだは副交感神経優位になっている。

同じ風邪でも、忙しくて気が張っているときは、からだが交感神経優位の状態になっているので、ウイルスに感染したとしても、軽い症状ですんでしまうことが多い。

そのくせ、気がゆるんだとき、からだはもともと副交感神経優位の状態になっているので、感染の症状が強く現れて、鼻水やのどの腫れがひどくなる傾向がある。これは「感受‐分泌細胞」の働きが亢進しすぎたともいうことができる。

この逆に、排泄を司り、心をゆったりさせる副交感神経がうまく働かないと、胃腸蠕動《ぜんどう》が抑制されて消化液の分泌が止まり、出るものが出ない。すなわち便秘になる。

〈便秘は交感神経優位の状態〉である。

このように考えると、なぜ便秘・不眠・吹き出物の三点セットに悩む人が多いかもわかってくる。これらはすべて交感神経が緊張した状態なのである。

不眠は、神経が興奮しているためにリラックスできず、眠れない。吹き出物は、活性化された顆粒球が常在菌の刺激を受けて化膿するのである。からだにストレスの多い不規則な生活を改めるだけで、自律神経の針は副交感神経側へ戻すことができる。

このようにみてくると、**〈ダイエットは便秘になりやすい〉**ということもわかってくる。先ほども述べたように、空腹は交感神経優位をもたらすからである。スマートになっても便秘になっては仕方がない。女性の方々、気をつけてください。

◉喜怒哀楽と交感神経、副交感神経の関係

本書のはじめのほうに、脈拍と精神状態について書いた。私の場合、一分間の脈拍が五〇～五五だと悲しくてたまらず、八〇を超えるとうれしくてうれしくて自慢などしたくなる。これは、「活動の交感神経」と「休息の副交感神経」が心の状態に反映

されていることを表している。

ここから、人間の喜怒哀楽の感情の背景を探ってみたい。

まず「喜び」の感情は、今書いたように、自慢など外向的な感情表現の場合は交感神経優位と考えられる。声を出して笑うことは、横隔膜を広げてからだに酸素がたくさん入ってくることでもある。酸素は交感神経を刺激するから、からだは活性化されてくる。

同時に、笑いにはリラックスした安らかな心から出てくるものもある。しみじみとうれしいときもある。「いつもニコニコ副交感」である。リンパ球は増え、分泌は高まる。笑いすぎて涙や鼻水が出たりする。知覚神経も敏感になる。

これと正反対なのが「怒り」である。交感神経緊張の状態であるから、リンパ球は減少し、顆粒球が増加する。のどが渇く。怒るためのエネルギーがいるから、血糖値を低下させる働きのあるインスリンの分泌は止まり、アドレナリンが出て、血糖値が上昇してくる。血圧が上がり、脈も速くなる。知覚神経はブロックされ、まわりが見えなくなる。

とことん腹の立ったとき、驚くほど仕事がはかどったりすることがあるが、あれは余計なものが見えなくなって、かえって集中力が増すのであろうか。

「哀しみ」の生体防御は少々複雑である。悲しい出来事に遭《あ》ったり、悲しい映画を見たりすると胸がしめつけられる。これは精神的な負担であるから、交感神経緊張状態と考えられる。ただし、涙が「分泌」されて泣き出すのは、主として「リンパ球人間」によくみられるショックアブソーバー（衝撃などの緩和装置）としての「驚き反応」（第7章で説明。217頁参照）の一種なのではないかと思う。

人間は、急激なストレスを受けると、これをある程度和らげるために、ごく短時間、自律神経の針を副交感神経側へ振る機構を備えている。福田さんと私はこれを、びっくりしたときの反応として「驚き反応」と名づけている。

それによって、ストレスを一時的にやり過ごし、このあとに訪れる本格的な交感神経緊張に備えるわけである。涙がある種の解放であったとしても、「哀しみ」を感じること自体は、ストレスとなるものであろう。

ところで、「楽」は、「喜」と同じく、やはり副交感神経優位のゆったりした世界である。休日、久しぶりに子供を連れてハイキングなどをすると、本当にのんびりとする。

ここからわかることは、**〈免疫能を高めるためにリンパ球を増やしたいときは、大**

いに笑い、ゆったりした気持ちになること〉である。ぽっちゃりタイプの人の多くは、割合いつもこの傾向になっている。医学的にも、笑いが免疫能を高めることは証明されている。

ただし、先に述べたように、免疫能が高すぎると、アレルギー性の病気にかかることがある。これを心配するならば、リンパ球を減らし、顆粒球を適度に増やすとよい。腹七〜八分目にする、適度に運動する、きびきびと一日を過ごすといった努力をすることである。体重が減ってスマートになるし、活発な人間になれて、仕事もよくでき、一挙両得である。

顆粒球を増やすといっても、いつも怒ってばかりいるのは禁物である（人間であるから、たまには怒るのは仕方ないとしても）。怒りは顆粒球を増やしすぎて、組織破壊に結びつきかねないからだ。

◉がん年齢には二つの山がある

悪性腫瘍の好発年齢は、十歳前後と五十代以上の二つの山がある。

若年での発症は、リンパ性白血病と悪性リンパ腫がほとんどを占めている。この年齢は、副交感神経優位でリンパ球が多く、顆粒球が少ない時期である。これには胸腺という臓器が関与している。

白血球は主に骨髄の中にある造血幹細胞《かんさいぼう》から分化して、リンパ球、顆粒球、マクロファージに成長する。

第2章でも説明したが、B細胞、T細胞の二種類のリンパ球のうち、T細胞だけは胸腺という大学へ進み、「非自己認識」の教育を受けて、一人前のT細胞となる。この教育を受けると、自分以外のものを「抗原」と認識して、B細胞の抗体産生をコントロールする能力を身につける。

そのコントロールも分担されており、実際に「抗体産生!」の指令を出すのは、T細胞のうちのヘルパーT細胞、「抗体産生終了!」と見極めをつけるのがサプレッサーT細胞であるが、もう一種類、直接異物を破壊する力のあるキラーT細胞の三種類を使い分けている。

胸腺はいわばT細胞のかたまりであるが、この臓器は子供のころに最大で、思春期ごろから退縮しはじめ、老人ではその大部分が脂肪になってしまう。

十歳前後では、胸腺におけるリンパ球(T細胞)の増殖と分化のスピードが最高潮に達している。この増殖中のリンパ球が悪性化してしまうのが、リンパ性白血病と悪性リンパ腫である。

大人になっていれば、同じリンパ球の中に別の種類の細胞を持っており、がんのように悪性で異常に増殖スピードの速い細胞を見つけて破壊できる。だが、この年齢ではT細胞は豊富にあっても、残念ながら外来抗原への対応を専門にしているので、自分の細胞が異常な状態になったときには対処できない。

このために、リンパ球そのものが、がん細胞になってどんどん増えていってもチェックがきかず、リンパ球がたくさん存在するリンパ節——気管、腋の下、足のつけ根など——に腫瘍ができるのである。

一方、十五歳をすぎて成人へ向かうころから、胸腺退縮にともなって、体内のリンパ球比率が下がり、代わって顆粒球が少しずつ増えてくる。自律神経は交感神経優位となり、本格的に活動をする生活となって睡眠時間も少なくなってくる。

五十代に入ると、リンパ球はかなり減少していて、顆粒球優位の生体防御態勢に移る。活性酸素にさらされる機会が重なり、細胞再生の多い部位に悪性化が起こりやすい。代表的な病気には大腸がん、肺がん、乳がん、胃がんがある。腸の上皮細胞は三日で置き換わるし、肺や乳腺、胃も、同じく細胞の置き換わりの激しい部位である。

興味深いのは、白血球中の顆粒球とリンパ球の比率が明らかに正反対の二つの年齢に、がんが多発することである。ここから、「顆粒球人間」にも「リンパ球人間」にも、がんのおそれがあることがわかる。

逆に言えば、顆粒球とリンパ球のバランスが、揺れながらも安全な範囲に保たれているからだは、がんになりにくいと考えられる。

◉がんに対抗するのはリンパ球のうちの古い細胞

また、悪性腫瘍が進行中の患者の血液を調べてみると、一般にリンパ球が減少している。なかにはリンパ球減少のない患者もいて、そういう人たちは、総じて手術や治療の予後が良好である。

腫瘍細胞に対する抵抗性は、リンパ球のうちNK細胞と胸腺外分化T細胞という古い細胞の働きにかかっていることを私は解明したが、この話はのちほど（第8章）詳しく述べる。

リンパ球の種類にはいろいろあって、少々混乱を招きそうなのでもう一度まとめておこう。骨髄でできるB細胞、胸腺でできるT細胞のほかに、B細胞と同じく胸腺大学へ行かなかったNK細胞という細胞がある。

NK細胞は骨髄や肝臓で生まれ、「抗原-抗体反応」には関係しないが、がん細胞を破壊する能力があることが一九七五年に発見されている。からだの防御にはきわめて重要なリンパ球の一種である。

リンパ球の中には、胸腺大学出身のエリートT細胞とはまた別の生き方をしている「草の根エリート」とも呼ぶべき細胞たちがいて、これらがたいへん興味深い働きを担っている。

さて、がんの末期では、さらにリンパ球減少が進み、血液中の白血球は95%以上が顆粒球とマクロファージ（単球）になる。つまり、免疫機構を担うリンパ球はもはや存在せず、その力を発揮できない状態となっているのである。

このとき患者は交感神経緊張状態になり、脈は速く、活性酸素焼けして皮膚は褐色になる。副交感神経が働かないために、腸管の蠕動は抑制され、食欲は低下し便秘になる。知覚神経の機能も落ちる。まごうかたなき「顆粒球人間」となって、生涯を終えるのである。

◉肉食派は顆粒球人間、菜食派はリンパ球人間

飽食の時代にあっても、何をどのように食べるかによって生体防御機構は大きく変わってくる。からだの具合が悪くなると、食事療法で治したりするが、「医食同源」という言葉を持ち出すまでもなく、食物の果たす機能はそれほど大きいということがわかる。

肉は蛋白質（アミノ酸）から成る酸性食品で、炭素、水素、酸素、窒素の元素を含んでいる。消化にかかる時間は短い。長い休息を必要とすることなく、すぐに活動に戻れるため、からだは「えさ取り行動」に適した交感神経優位となり、いわゆる顆粒球の防御態勢が敷かれる。

トラやワシのような肉食動物や肉食中心の人が、概して攻撃的であるのもうなずける。彼らは顆粒球型動物なのである。

米や麦などの穀物は、炭素、水素、酸素が結合した炭水化物である。酸化されて二酸化炭素と水にまで分解される間に、からだにエネルギーを提供してくれる。肉と同じく酸性食品ではあるが、食物繊維が多いため、消化吸収にやや時間がかかる。この

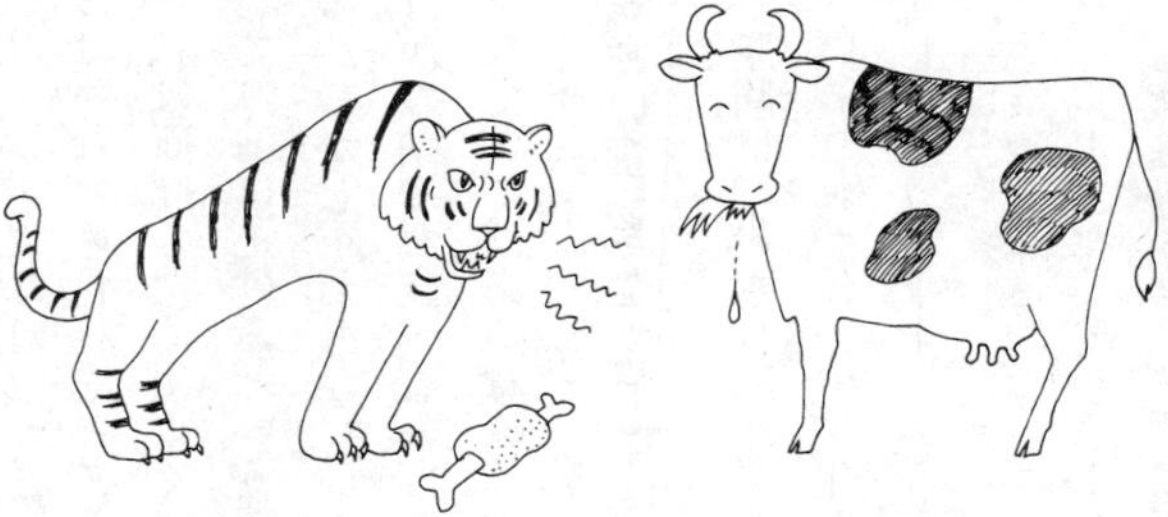

ため、穀物中心の食事では、やや副交感神経優位に近づく。
野菜や木の葉を食べる草食動物、あるいは人間でも菜食主義者になると、一日のうちほとんどの時間を食物の消化吸収に使う必要に迫られる。菜食主義者が脂ぎった感じがなくて物静かなのはこのせいだろうか。
これらの食物はアルカリ性で、金属イオン（陽イオン）と水酸基（水に溶けると陰イオン）の結合した物質を多く含んでいる。生体から酸素を奪う陽イオンの働きがやや強いので、組織を鎮静化し、からだを副交感神経優位に導く。菜食主義者すなわち「リンパ球人間」である。
また、草や野菜の主な成分はセルロースという繊維分で、エネルギー源とはならない。動物や人間自身が持っている酵素では、この繊維を分解できないため、腸に食物を長時間停滞させ、腸内細菌（バクテリア）によって分解されるのを待つ。すべての条件が副交感神経優位の状態をつくり、からだはリンパ球の防御態勢となり、性質はおだやかになる。ウシ、ヒツジ、ウサギなどの性格をみてみるとよい。

私は研究のためによくヒツジから採血したが、この動物はいつもあとずさりばかりして、前に逃げるという習性がない。攻撃的性格とはほど遠い、おとなしい動物である。しかし、おとなしいからといって、生存競争に弱いかというと、そうでもない。ほかの動物が食べないものを食物にしているということは、一般の生存競争からはみ出していて、ある意味で彼らは強者なのである。

◉古い食物を無理して食べてはいけない

脂肪は、炭水化物や蛋白質に比べて、炭素や水素の含有率が高く、酸素含有比率が低い。これが体内で酸化されると、炭水化物や蛋白質の一グラム当たり四カロリーに比し、九カロリーという大きなエネルギーを生み出してくれる。

それだけ酸素と結びつく力が強いことになるが、この脂肪が空気中に放置されると、同じく酸素を引きつけ、酸化されやすいという性質を持っている。体内に取り入れる酸素量が多いこと自体は、エネルギー生成に有利に働くが、すでに述べたように、酸素はからだにとって毒でもあるから、一度に大量の酸素が入ってくる場合、からだは急速に交感神経緊張状態となる。

酸化が進んだものを食べたときには、舌の味覚細胞を刺激し、「まずい」と感じる。食べ残しの揚げ物を、翌日、口にするときなどが、まさにこれである。食べればたちまち胸やけがしてくる。

そもそも動物は、この有害物質に対する神経の感知能力を高めることによって生き残り進化してきた側面もある。この「まずい」という刺激をさらに神経伝達物質の分泌によってほかの細胞に伝え、脳から「摂取行動停止！」の指令が出る。

何回も使って黒ずんだ古いてんぷら油で揚げたものや、ぬか成分の油が酸化して古くなった米など、まずいものをつらい思いで無理して食べることは、からだに悪いわけである。

酸化した食べ物は、酸化した水酸基（－OH）やカルボキシル基（－COOH）が陰イオン化して交感神経（正確にはアドレナリンレセプター）を刺激する。脈が速くなり、顆粒球が増え、皮膚に化膿性の炎症として吹き出物が出たり、粘膜の傷害も起きてくるので胃が荒れたりする。古い食物、とくにまずいと感じたものは、もったいないなど言わず、無理して食べないことである。

◉アルカリイオン水はなぜからだにいいのか

アルカリイオン水の広告などを見かけるが、「アルカリイオン水がからだにいい」と言われるのはなぜだろうか。そもそも人間のからだは、その構成成分として炭素、水素、窒素が96％を占め、残りの４％は無機質で占められる。その無機質には、カルシウム、リン、カリウム、ナトリウムなどの生体調節を司る物質のほか、微量な鉄や銅、マグネシウム、亜鉛などの金属元素がある。

微量金属元素は主として陽イオンの形をとり、体内では蛋白質と結びついたり、血液中、骨格中に存在している。これらの金属陽イオンは、からだに酸素が入ってくると、酸素と結びつく性質がある。また、金属陽イオンが体内に入ると、同じように自らが酸素と結びつくことによって生体分子から酸素を奪う抗酸化剤として働く。

このため、微量な金属陽イオンは、生体分子を鎮静化して副交感神経優位のリラックスした状態をつくる。

これに対し、陰イオンはまったく逆の働きをしている。陰イオンには活性酸素のもとになるものや水酸イオン、リン酸イオン、硝酸イオンなどがある。陰イオンは、電子を相手に与えて酸素を発生し、生体分子を酸化する。交感神経優位の状態をつくるわけだから、からだは活性化されて元気になる。

アルコールにも水酸基が含まれており、水分（血液）に溶けると水酸イオンとなるので、同じく交感神経優位をもたらし、気分を高揚させる働きがある。

この水酸イオンを豊富に含んでいるのがアルカリイオン水である。だから、アルカリイオン水を飲むと、陰イオンがからだを活性化させて、元気になるのは当然である。アルカリイオン水が下痢ぎみの人や胃酸過多の人に効用があるというのは、日ごろ副交感神経緊張に偏った人のからだを、水酸イオンによって交感神経側に戻すためだといえる。

また、アルカリイオン水の成分であるカルシウムとマグネシウムは、陽イオンであるために酸素や活性酸素を吸収し、過剰な交感神経緊張状態を防いでくれる。このバランスゆえにアルカリイオン水が「生命の水」と呼ばれたりするのであろう。

同じ効果を得るには、鉄びんで沸かしたお湯でお茶を入れて飲むとよい。さびた鉄にも水酸基が含まれている。

水酸基といえば、あるとき、アドレナリンなど、カテコールアミン群と総称されるホルモンの構造式を眺めていたら、すべて水酸基を持っていることに気がついた。「なるほど、これで交感神経を刺激して元気になるのか！」と驚き、深く納得した覚えがある。

◉ピアスと金属入れ歯の影響

ピアスが、人間のからだに少なからず影響を与えるのも、金属の陽イオンのせいである。金属イオンを含んだ食物や物質が口を通ってからだに入ったとき、陽イオンがからだ全体に抗酸化剤として働き、組織を鎮静化し、副交感神経優位にする。その結果、からだはリンパ球優位の防御態勢となり、「感受－分泌細胞」の働きが亢進し、まずは神経もよく働く状態となる。

しかし、からだの一部だけが金属と接触する場合、事情は少し異なって局所での反応となる。特定の部分で受け止めるには刺激が強すぎることから、過剰な反応が起きてくるのである。

金属は体液に接するとイオン化する性質を持っており、イオン化しやすい素材ほど酸化されやすい。自分が酸素と結びつく力が強いわけだから、抗酸化剤としても強力である。皮膚に穴をあけてピアスを通すとき、イオン化しやすい素材ほど、局部的に副交感神経を過度に優位にさせ、リンパ球の過剰反応を起こす。これが目に見える形で現れてくるのが、ピアスをつけたところに起きる炎症である。リンパ球の炎症は、顆粒球の炎症である化膿とはちがって、赤く腫れ上がったり、熱を持ったりするのが特徴である。

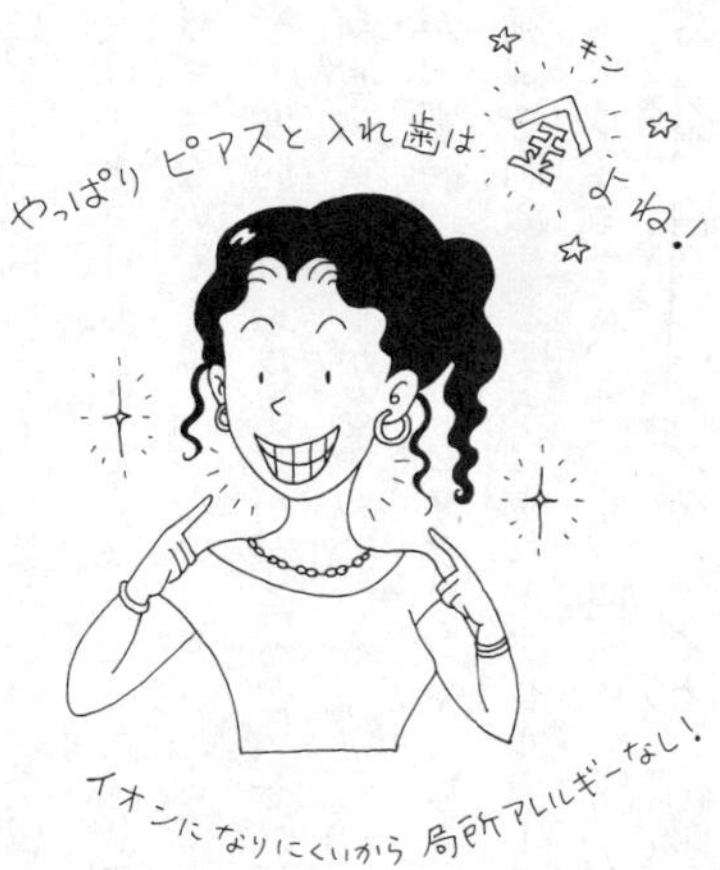
やっぱり ピアスと入れ歯は 金よね！
キン
イオンになりにくいから 局所アレルギーなし！

また、副交感神経優位のとき、神経伝達物質の分泌は亢進しているので、知覚が過敏となり、激しい痛みを感じるようになる。つらい症状だが、この痛みは、ある意味では過剰な陽イオンの存在を警告し、からだは陽イオンを排泄しようとする。知覚過敏も有用な働きなのである。

同じような局所アレルギーは、ストッキング留めの金具でも起こる。ピアスと一緒にすると叱られるかもしれないが、金属を入れ歯として使用したときも、同じく局所でアレルギー反応が起こる。ここでも過剰なリンパ球反応で炎症が起きて、入れ歯をはずさないかぎり治らない。

一度局所アレルギーが起こると、その部位では、アレルギーに関与するさまざまな刺激物質の分泌がさかんになる。主としてマクロファージからはプロスタグランジンが、肥満細胞からはヒスタミンやセロトニンなどが分泌され、いずれもさらに副交感神経を刺激するように働き、アレルギー反応を増幅していく。

アルミニウム、鉄、鉛、亜鉛、すずなどの金属は、すべて局所アレルギーを誘発する。金、白金、チタンなど、イオン化傾向の低い金属は、まわりの組織に大きな刺激を与えることがなく、よい素材であるといえる。

●なぜ「かゆみ」が生じるのか

もう少し、アレルギー性の炎症について述べてみよう。われわれの体内で直接的に炎症を引き起こすのは、ヒスタミン、セロトニン、プロスタグランジンなどの刺激物質である。ある刺激をきっかけに、順繰《ぐ》りに引き金が引かれ、これらの物質が組織中に出てくると、炎症やかゆみが出てくる。

今述べたように、金属イオンも炎症の原因となるが、このほか、動物性・植物性の蛋白質、ペットの毛や花粉などがあると、リンパ球のうちのT細胞がこれを抗原と認識する。すると、T細胞からB細胞に「抗体産生！」の指令が出され、B細胞からはIgEという免疫抗体が活発につくられる。

皮膚や粘膜には、このIgE抗体に対するレセプターを持った肥満細胞という名の細胞がたくさん存在している。B細胞から出されるIgE抗体の刺激を受け止めると、肥満細胞からは分泌顆粒の放出が起こり、ヒスタミンという物質がまわりにまき散らされる。

ヒスタミンは局所の毛細血管の壁の性質を変えて組織液を漏れ出させるので、その部分が水分を持って腫れてくる。これが浮腫である。毛細血管が増えて広がってくるので、その部分を流れる血液の量が増え、表面からは赤く見える。これが、いわゆる炎症の症状である。セロトニンも、ヒスタミンとほぼ同じ作用で炎症を起こす。

なぜこういった刺激が「かゆみ」として現れるのか。その理由は、これらの物質が、いずれも細胞からの分泌をうながす副交感神経を刺激する物質だということで説明がつく。「感受－分泌細胞」が全般に機能を亢進させたことにより、神経細胞からの伝達物質の分泌もさかんになり、知覚過敏になった神経ネットワークをむずむずするような刺激が走るのである。

プロスタグランジンも同じく炎症を起こす物質で、アドレナリンやノルアドレナリンといった交感神経側の伝達物質の分泌を抑える働きがある。言い換えると、プロスタグランジンが出ると、副交感神経が優位になるわけである。アレルギーを副交感神経優位と考えると、症状が出たときに脈が遅くなったり、からだがだるくなったりするわけも、おわかりいただけるのではないだろうか。

また、痛み止めでかゆみがおさまることから考えると、「痛み」と「かゆみ」には副交感神経優位という共通点があることがわかる。程度のひどい「かゆみ」が「痛み」だというとらえ方もできるかもしれない。

◉痛み止めは交感神経を刺激することで痛みをなくす薬

頭痛や発熱、炎症を和らげようとして飲む下熱鎮痛剤（痛み止め）にはいろいろあるが、代表的な成分としては、アスピリン、インドメタシン、ケトプロフェンなどの物質が使用されている。

困ったことに、痛み止めにはたいてい胃を悪くするという副作用がある。副作用を少なくする手立てとしては、腸溶錠――腸に到達してから成分が溶け出す――や座薬があるが、それでも副作用がなくなるわけではない。

いったいなぜ痛み止めで胃が荒れるのだろう。試しに痛み止めをマウスに与えてみると、顆粒球数がぐんと跳ね上がってくる。ここから痛み止めが交感神経を刺激する薬剤だとわかる。もう少し詳しく言うと、痛み止めに使われている薬剤はすべて、体内でのプロスタグランジンの産生を抑制する作用がある。

前項で述べたようにプロスタグランジンは、交感神経の伝達物質であるアドレナリンやノルアドレナリンの産生を抑制し、からだを副交感神経優位へと導く。したがって、これがつくられなくなると、自律神経のバランスの針が極端に交感神経のほうへ振れる。

副交感神経が支配する分泌現象全般が抑制されることで、知覚神経からの伝達物質の分泌も抑制される。それによって、知覚は低下し、痛みを感じなくなる。同時にリンパ球も減少するから炎症反応も消失するということになる。

つまり、**〈痛み止めは交感神経を刺激することで、痛みをなくす薬〉**なのである。

しかし、交感神経が優位となった結果、当然のことながら、粘膜に集合する顆粒球は多くなる。これらの顆粒球が活性酸素を出し、胃や腸などの粘膜を狙うほか、関節などにも障害が起きてくる。これが痛み止めの副作用である。

内服薬だけでなく、痛みのブロックに使用されるアルコールや麻酔薬も、同じく交感神経を緊張させて感覚を麻痺させる。したがって、これらを使用したあとにも、例外なく激しい顆粒球増加が起こっている。

痛み止めには「眠け」を引き起こすものが多いが、これも麻酔薬と同様に、神経伝達物質の分泌抑制が極限に達したものだからである。程度は弱いが、かゆみ止めや乗り物酔いの薬も同じような働き方をする。効果と副作用が表裏一体となっているわけである。

ついでながら、薬の使い方について一つお教えしよう。確かに痛み止めで交感神経優位になると、リンパ球やプロスタグランジンの関与する炎症はピタリとおさまる。だからといって、これが肩こりや偏頭痛、疲労性の腰痛に効くと思うのは、まちがいである。

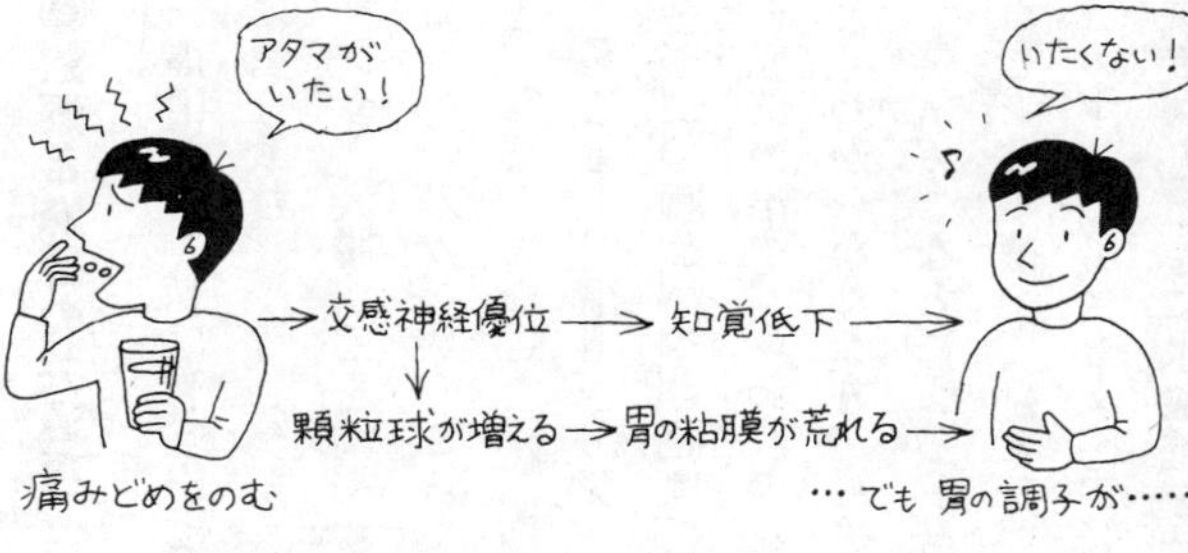

痛みにもいろいろある。金属アレルギーのような知覚過敏とはちがい、肩こり、偏頭痛、疲労性の腰痛などは、すべて交感神経緊張からくる筋肉の過労や過緊張による痛みである。鎮痛剤を飲んだり冷たい湿布をしたりすれば、交感神経緊張に拍車がかかって、ますます痛みがひどくなる。むしろ、温湿布など、患部を和らげて副交感神経を優位にすべきなのである。

医者には案外「痛み」に対する誤解があり、往々にして鍼灸師や漢方医のほうが正しい処置をしてくれることがある。この本を読んで、白血球と自律神経の関係さえ理解すれば、このような混乱は免れるものと思う。たとえば、慢性化したリウマチ患者に痛み止め（NSAIDs＝非ステロイド性抗炎症薬）を使用するのはまちがいである。

◉飲酒と麻酔の共通項

福田さんと私はお互いに発見競争をしていたので、その報告のためにときどき一緒に酒を飲む。

肉食が大腸がんを増やすのではないか、O《オー》157の被害者に幼い子供が多かったのはリンパ球が多い年ごろで、菌をやっつける顆粒球が少なかったからではないか、など、さまざまなことが話題になる。

あるとき、福田さんが「飲酒と麻酔は同じだ」と言い出した。飲む人ならご存じと思うが、酒というものは、飲みはじめにまずリラックスする。しばらくするとやたらと元気が出て、いわれのない勇気が湧いてくる。そのうちだんだん頭が麻痺してきてよくわからなくなり、最後は眠ってしまう。

笑気ガスなどによる麻酔でも、まず一時的な興奮期があり――この興奮は通常アトロピンと鎮静剤で抑えている――、そのあとで深い眠りがくる。

いずれの場合も交感神経を緊張させる反応なのだが、この理由は、アルコールも笑気ガスもともに水酸基を持ち、これが血中では陰イオン（水酸イオン）となって交感神経を刺激することによる。これは、アルカリイオン水の項でも述べた（142頁参照）。

酒を飲むと、この水酸イオンによって、アドレナリンレセプターを持つ細胞が刺激される。もちろん顆粒球も刺激されて増える。

アドレナリンレセプターには、なぜか働きのちがうαとβの二種類があり、αアドレナリンレセプターは反応の促進、βアドレナリンレセプターは反応の抑制というように、それぞれ逆の働きを担っている。

同じ交感神経の刺激を受けているのに、正反対の現象がみられるわけである。その働き方は、はじめのうちはαで、時間の経過とともにβに移る。胃や腸、胆のうなどの細胞は、この二種類のレセプターを両方とも備えている。

飲酒を例にとってみよう。酒を飲んだときにまずαレセプターが働くと、脈拍が速くなって胸がドキドキしてくる。飲み進むうちに頬が赤くなる。これは血管収縮の反対の血管拡張だから、βレセプターが働いている。

そして、翌日になると、顆粒球レベルはぐんと跳ね上がり、活性酸素が放出され、常在菌の多いところを狙って粘膜が刺激されたり破壊されたりする。

すなわち、二日酔の苦しみとともに、のどがカラカラになったり、日ごろからわずらっている痔の具合が悪くなったり歯槽膿漏（歯周病）が悪化したりする。からだのどこかが化膿していたりすれば、さらに悪化してしまう。大酒飲みに、痔病や歯槽膿漏の人が多いわけはこれでおわかりであろう。

福田さんなどは酒を飲みに行くと、お店の女性の酒の飲み方を見ただけで、「君、入れ歯だろう」と言って、相手を慌てさせている。「お尻はどう？」と言うと、これもまた当たっているので、女の人はびっくりしている。これが「福田‐安保の法則」の威力である。

飲酒による顆粒球増加は、肝臓に対する天罰であろうか、てきめんに障害的に働き、活性酸素が肝臓の細胞をこわしてしまう。肝細胞がこわれると、血中にはGOTやGPTなどの酵素が出てくる。このため常日ごろから大量の飲酒によって肝臓がくたびれている人ほど、血中のGOT値やGPT値が高くなるのである。

注意しなければならないのは、顆粒球が増えるとき、一方では必ずリンパ球比率も数も減少しているということである。つまり、免疫の監視役の数が減るわけだから、その分、発がんや老化が促進される。

石原裕次郎、美空ひばりなど、五十代で亡くなった有名人には、大酒飲みが多い。

元気を出させてくれるアルコールも、大量に飲むとよくないことがわかる。早い人では四十五歳ぐらいでも危ない。酒量に自信のある人ほど要注意である。

◉漢方はなぜ万病に効くと言われるのか――薬の逆転効果

アルコールは少量だとリラックス（副交感神経優位）してリンパ球を増やすのに、大量に飲むと興奮（交感神経優位）して顆粒球増加を招くわけである。細胞に備わっている二種類のレセプターの働きによって、アルコールという一つのものが、二通りの反応を引き起こすことがわかったと思う。

同じように、一つの物質でありながら二つの顔を持つ薬や物質があることをご存じだろうか。時と場合に応じて正反対の効果を発揮するので、私はこれを「逆転効果」と呼んでいるが、いくつか例を挙げてみることにしよう。

漢方薬によく使われる甘草《かんぞう》には、グリチルリチン酸が含まれている。これは、リンパ球機能を抑制するのでアレルギーに効くと言いながら、同時に顆粒球機能を抑制して化膿性疾患に効くとも言われる。

また、工場の排煙や自動車の排気ガスに含まれる一酸化窒素（NO）も、少量ずつ期にわたって体内に入ると、リンパ球を増やしてアレルギー反応を起こすが、一時期に大量に入ると顆粒球を増やす。

排気ガス中の不完全燃焼物である窒素酸化物は、その酸化レベルによって働きを逆転させる物質の好例で、一酸化窒素に酸素原子一つを加えた二酸化窒素（NO_2）は、生体分子を鎮静化（$NO_2+O^-\rightarrow NO_3^-$）し、副交感神経優位にする。また、狭心症の薬であるニトログリセリン（$C_3H_5O_3(NO_2)_3$）も同様のメカニズムで利用される。

一方、一酸化窒素に窒素原子一つを加えた亜酸化窒素（N_2O）は、逆に交感神経緊張状態をつくり出し、神経を遮断する作用があるので、麻酔剤（俗にいう笑気ガス）として使われる。式で表すと、$2N_2O\rightarrow 2N_2+O_2$という反応により、ここで酸素放出が行われているからである。

このような不思議な「逆転現象」はなぜ起こるか。私は、漢方薬を「不完全酸化物」、窒素酸化物を「不完全燃焼物」ととらえてはどうかと思う。体内に取り入れられる物質の酸化レベルが問題になるのである。

つまり、どんな物質でも空気中の酸素によって多かれ少なかれ酸化され、必ず酸素と結びついた形で存在している。この酸素を含んだ物質が、急激に、しかも大量に体

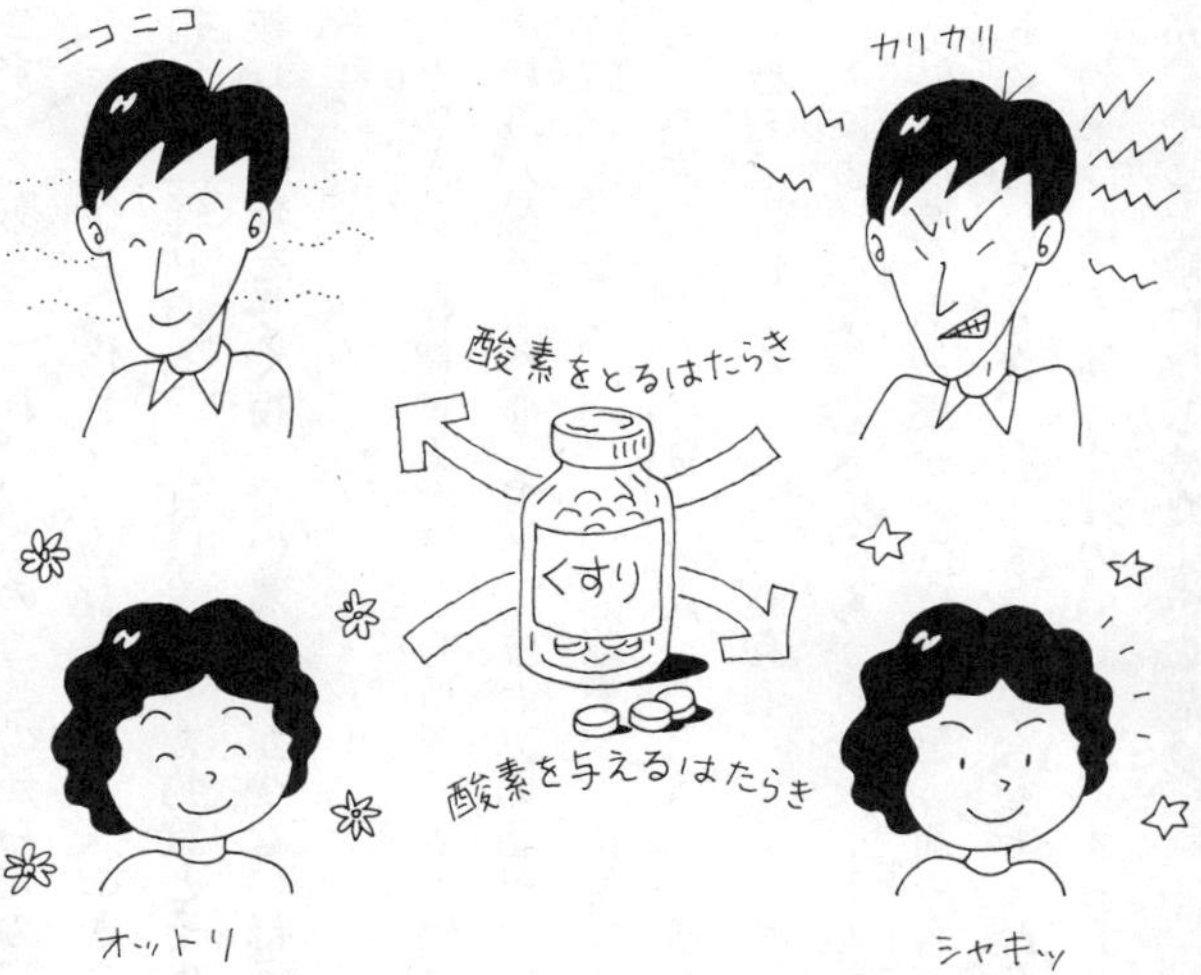

内に入ると、まわりに酸素をまき散らして交感神経を興奮させ、顆粒球を増やす。

しかし、同じ物質でも一度に体内に入る量が少ないと、自分よりもまわりの生体分子のほうが圧倒的に大量の酸素分子を持っていることになり、逆にまわりの組織から酸素や活性酸素を吸収する。このような活性酸素の掃除屋を「スカベンジャー」と呼ぶが、「スカベンジャー」が働くと、からだはおだやかな副交感神経優位の状態に導かれる。

一つの物質といえども、服用の仕方や量によって、正反対の効果を引き起こすのである。これは、そのときのからだの自律神経のレベルにも関連している。

一定レベル酸化された物質が、ある人のからだに入ったとする。このとき現れる作用には二通りある。これは〈**入った物質とその人のからだとで酸化レベルを互いに比較し、酸素を多く持っているほうが少ないほうへ与える**〉という現象が起こるためである。

その人が「顆粒球人間」ならば、もともと体内に活性酸素が多いので、入った物質のほうが酸化レベルが低く、まわりの組織から酸素をもらって生体分子を鎮静化する抗酸化剤となる。逆に、同じ物質が、活性酸素の出方がきわめて少ない「リンパ球人間」の体内に、同じ量だけ入ったときは、その物質の酸化力が発揮され、まわりの細胞群を活性化することもありうる。

人によって薬の効き方がちがうのは、こんなところに理由があったのである。外部環境である薬が体内環境とどう組み合わされるかによって、異なる反応を引き起こすといえるが、服用する人に合わせて酸化剤としても抗酸化剤としても働く「逆転効果」は、人間の体質の偏りを矯正する大切な働きである。万病に効く漢方薬の謎が、やっと解けはじめたように思う。

第5章

病気でわかる「顆粒球人間」「リンパ球人間」

◉ストレスに対してこんなにちがう「顆粒球人間」と「リンパ球人間」

「現代社会はストレス社会である」とも言われる。それは、おそらくは「都会的生活」を指しているのであろう。

新潟で暮らす私などがたまに東京へ出ると、大都市の人の歩くスピードに圧倒されてしまう。都会の人は大人ばかりでなく子供まで忙しそうで、余裕がないように見受けられる。それになんといっても夜寝るのが遅い。どう考えても交感神経の緊張を強いる生活パターンである。都市生活者、すなわち「顆粒球人間」と言いたくなる。

私は青森県東津軽郡の北西、津軽半島の最北端に位置していた三厩村《みんまやむら》出身である。太宰治の紀行文「津軽」にも地名が出てくるが、最近は、風力発電を行っていることでも有名である。しかし、三厩村は二〇〇五年、同郡の蟹田町、平舘村と合併して、外ヶ浜町となったため消滅してしまった。夏休みに両親の家を訪ねるときには、車でも片道十一時間はかかる。鉄道では九時間かかる。

そんなのどかな土地の出身でもあるせいか、東京へ出ると、まわりの人の流れに合わせようと努力して、地下鉄に乗るときなどは、ついつい走り出してしまう。われ知

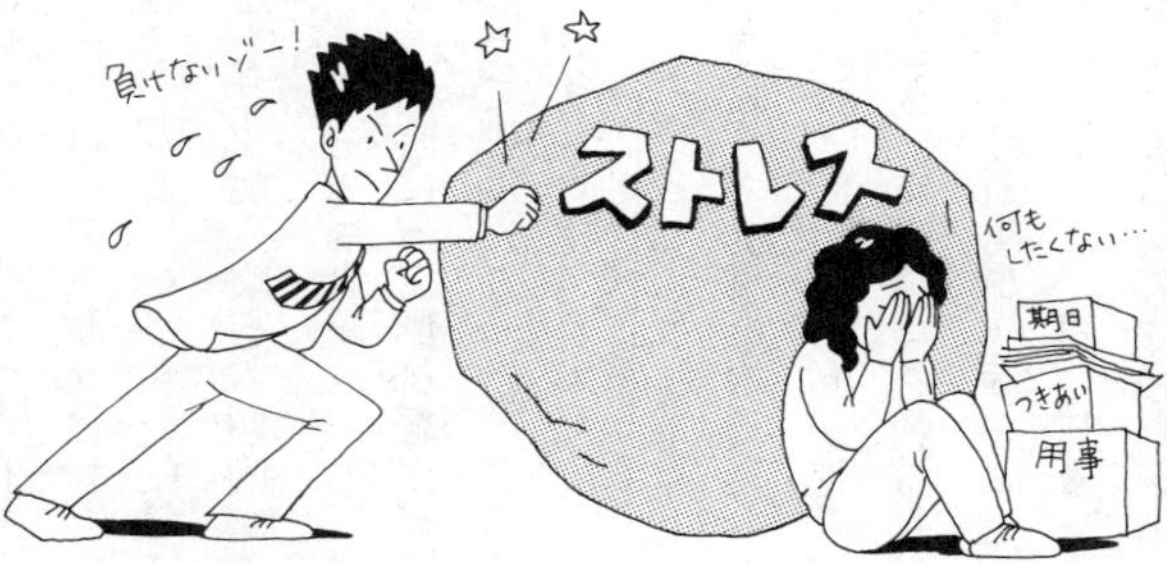
負けないゾー！
ストレス
何もしたくない…
期日
つきあい
用事

らず、交感神経優位に変調するらしい。

田舎の人ならゆっくり歩くし、仕事は遅いが確実にするし、夜はたいてい九時前には寝る。**〈いつもニコニコ副交感〉**でリンパ球が多いから、長生きな人も多い。

ストレス学説の創始者ハンス・セリエによると、ストレスとは「すり切れ現象」であるという。ストレスという言葉には、押したり引っぱったりする物理的刺激に対する反応から、精神的な負担感といった広い意味が含まれている。必ずしも本人に自覚されていない場合もあるが、要するに、その人の持っている能力を超えた刺激によって、心やからだがすり切れることを指している。このすり切れによって、「病気」と呼ばれるさまざまな反応がもたらされる。

現代の都会的な生活パターンに、さらに肉体的、精神的なストレスが加わるとき、そこにみられる反応には二つのパターンが存在するようである。

一つは、ストレスに対して果敢に向かってゆく攻撃型である。「顆粒球人間」の反応で、勇ましくともからだには悪い。頑張り屋タイプの人は、多少のストレスをものともせず働きすぎる傾向がある。過労によって交感神経緊張が極限に達すると、顆粒球がますます増えて、からだのあちこちの粘膜を狙い、腎炎や胃潰瘍などを引き起こす。同時に、交感神経が緊張すると「えさ取り行動」も促進され、ともすれば過食に陥って肥満になったり、さらに肥満が引き金となって狭心症、心筋梗塞などの虚血性心疾患へ進むケースも多い。

もう一つは、ストレスに対して精神的に抑うつ的に反応する場合である。これは、辛抱強くて物事を抱え込むタイプの人に多い。こういう場合、副交感神経優位の「リンパ球人間」の傾向が進み、自信の喪失や拒食など、うつ状態に陥ることになる。このとき、交感神経を刺激してからだを元気にするアドレナリンなどのホルモンの分泌は、いずれも低下することが確かめられている。

このように、同じ刺激を受けても、人によってまったく異なった反応を起こす。今述べたストレスに対する二つの対照的な反応が典型的なものである。ここにこそ、体質や個性の意味が隠れているにちがいない。

それでは、多様なストレスに対して「顆粒球人間」と「リンパ球人間」がどんなふうに反応するかをみていくことにしよう。

◉躁うつ気質、分裂気質と自律神経の関係

交感神経を刺激するホルモンには、脳から出るドーパミン、交感神経末端から出るノルアドレナリン、副腎髄質から出るアドレナリンなどがあり、これらは一つの大きなグループとしてカテコールアミン群のホルモンと呼ばれている。カテコールとは水酸基二つをつけたベンゼン環のことで、そこにアミンという化合物がくっついているのでこう呼ばれる。

カテコールアミンが分泌されるとき、交感神経支配の細胞群は活性化されるので、からだ全体に活気がみなぎってくる。同時に、アドレナリンレセプターを持つ顆粒球も、活性化されてその数を増やす。したがって、元気なホルモンの出ている活動的な人は、どうしても顆粒球が増え、リンパ球は減少する傾向にある。

逆に、元気のない人やほとんど動かない人は、カテコールアミンの分泌も低下し、

リンパ球が増え、顆粒球が減少する。このとき脳内のドーパミンも同じように分泌が低下してくるので、もともと元気のない人は簡単にうつ状態になってしまう。副交感神経優位になるから、知覚神経も鋭敏になり、いろいろな心配事にも必要以上に注意が行き渡りすぎたりする。心配事をうまく処理できないと、落ち込みの度合も激しく、ますますうつ状態に拍車がかかる。

反応性躁うつ気質といって「躁」と「うつ」が交互に訪れる一種の病気があるが、大ざっぱに言って、**〈人は躁状態では「顆粒球人間」、うつ状態では「リンパ球人間」になっている〉**と考えられる。

実際、患者の精神状態は天気やささいな出来事に左右されて、うつ状態と躁状態との間を揺れ動いている。健康な人でも、高気圧で天気のよいときはなんとなく躁状態、低気圧で天気の悪いときには、うつ状態になるではないか。反応性躁うつ気質とは、心の天気が変わりやすいタイプとでもいえるだろう。

われわれがこのような気質の人の白血球を調べてみると、案の定、躁状態のときは顆粒球レベルが上昇しており、うつ状態のときはリンパ球レベルが上昇していた。これが特徴的に現れてくると、躁状態の人には化膿性疾患やリウマチなどの自己免疫疾患、うつ状態の人には花粉症などのアレルギー症状が出やすくなる。

分裂気質や統合失調症の人は顆粒球増加になりやすいと見当をつけている。分裂気質は筋肉質の人が多いということになっているので、このような予想をしてみたのである。三島由紀夫のように筋肉をきたえることは、闘志と緊張に満ちた交感神経優位の「顆粒球人間」の世界だと思うのだが、どうだろうか。

◉四十代男性に多い胃潰瘍と、二十代若者に多い十二指腸潰瘍

胃潰瘍と十二指腸潰瘍――どちらの病気も多くは精神的ストレスで起こるのに、胃潰瘍になる人と十二指腸潰瘍になる人には決定的なちがいがあることを、わが共同研究者の福田さんが発見した。

被験者を二つのグループに分けて、それぞれ顆粒球の割合を測ったところ、顆粒球とリンパ球比率の平均は、胃潰瘍グループは七〇対二五と、例外なく顆粒球が高いのに対し、十二指腸グループは六〇対三五と、健康人とほとんど変わらなかった。

これは何を意味しているのであろう。

一つには患者の年齢と、それに応じた生活環境という問題がある。

胃潰瘍になる人の多くは四十代の男性で、過労や精神的ストレスが慢性的に続くことによって交感神経優位となり、常日ごろから「顆粒球人間」になりがちである。仕事上の責任、家族への責任が、重く双肩にのしかかっている。

これに対し、十二指腸潰瘍になるのは比較的若い人で、福田さんによるとリンパ球比率41%という典型的な「リンパ球人間」も少なくないという。とくに二十歳前後の人はもともとリンパ球比率が高く、これだけでも十二指腸潰瘍は「顆粒球人間」のかかる病気ではなさそうだ。

しかし「晴れた日の虫垂炎」を思い出してもわかるように、組織傷害といえば顆粒球である。ここに、ストレスによってたやすく顆粒球が増えるという若い人の特徴がからんでくる。

若い人は社会経験も浅く、ちょっとしたことで傷つき、それがストレスとなりやすい。ふだんから人一倍神経を遣わなければならない仕事についている場合、その傾向が顕著で、ちょっとした失敗や緊張で敏感に反応し、急に十二指腸潰瘍を起こすことがある。

福田さんの研究では、潰瘍の悪化が起きた十二指腸グループの白血球には、激しい

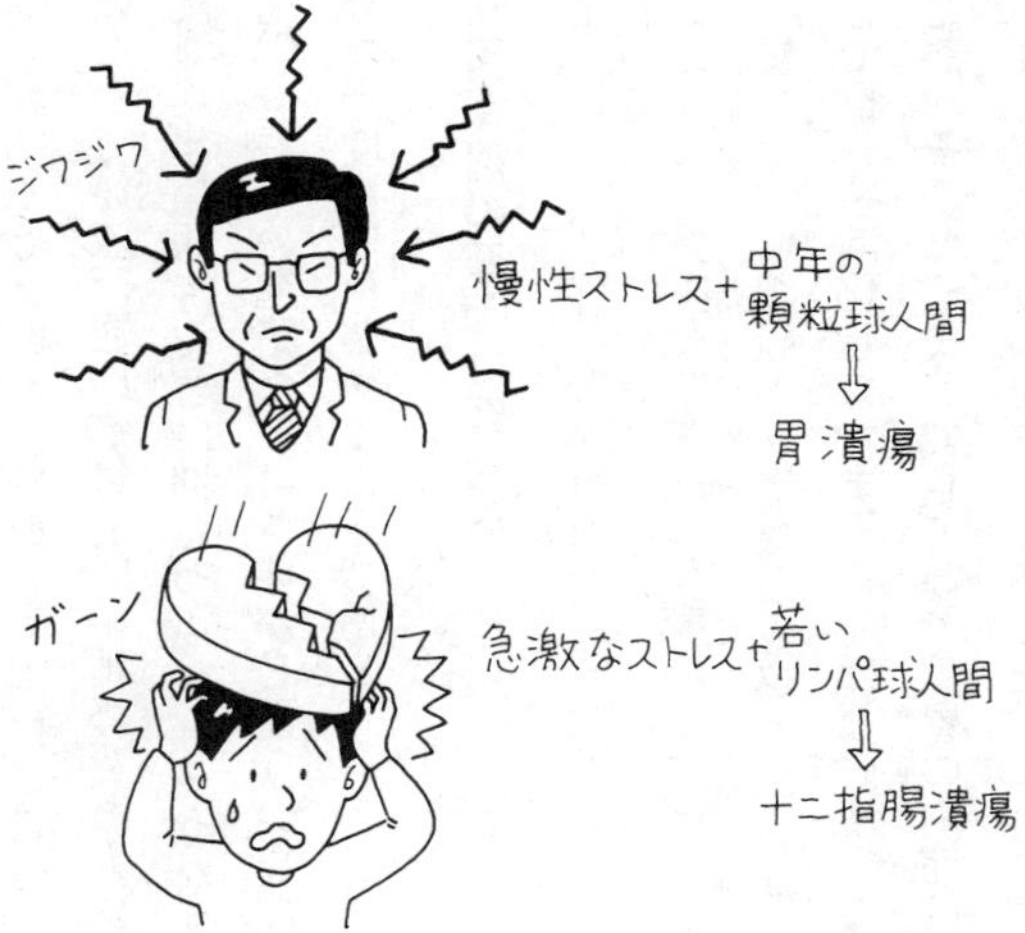

顆粒球の増加がみられた。ここから導かれる結論は、十二指腸潰瘍は、急激にストレスを感じたときになる病気なのではないかということである。ここが慢性的なストレスから起きる胃潰瘍との決定的な差である。

どんなストレスかは人それぞれに異なるであろうが、本来の血液像からみて、ふだんの生活にはないプレッシャーが、急激に顆粒球を増やし、粘膜を破壊するような病気を引き起こすことは確かである。

大腸のストレス病として、若い人に起きるとなかなか治りにくい潰瘍性大腸炎という病気がある。この病気の患者は、どことなく暗い感じがすると言われる。まだそれほどたくさんの人について調べたわけではないが、採血してみたところ、どうも顆粒球比率の高い「顆粒球人間」になっている。この病気も若い神経質な人に多く、とくに男女差はないが、二十歳前後で、親の期待などに押しつぶされそうな人たちが多い。こういう人たちにとって、進学や将来の進路などはさぞかし憂うつな問題であろう。ここでもストレスが交感神経を過度に優位にするようである。

◉胃潰瘍の原因は顆粒球

統計によると、四十代の日本人男性のうち約10％は胃潰瘍に悩んでいるという。公私ともに、責任もストレスも重くなる年代である。

胃では、壁細胞から塩酸が分泌され、pH1～2の強い酸性になっている。「胃は自分で自分を消化してしまうのではないか」などと、つい心配してしまうのはこのためだが、そこはうまくできていて、胃の内面は特殊な粘液の層で守られている。

また食物や飲料を摂取することによって胃の強度の酸性は中和され、一時的にpH5～6まで上昇する。食物が胃から十二指腸に達したときには、ここには粘液の保護膜はないので、アルカリ性の腸液や膵液（重炭酸ナトリウム液）によって中和が行われる。

しかしこれらの防御のしくみがうまく働かないと、胃や十二指腸で「自己消化」が起こって組織破壊が起こるといわれる。今日の医学では、胃の塩酸分泌過剰が元凶とみて、胃潰瘍や十二指腸潰瘍の患者に、H_2ブロッカーなどの制酸剤が処方されることが多い。

制酸剤のH_2ブロッカーが使われるためには、酸の出すぎ、すなわち副交感神経優位になっていなければならない。ところが、びらん性胃炎や胃潰瘍の組織標本をよく観察してみると、胃粘膜下には多数の顆粒球の浸潤が認められる。虫垂炎の例と同じように、粘膜下で数を増やした顆粒球は活性化すると活性酸素を放出し、組織破壊を引き起こす。

それにもまして、顆粒球が増えているということは、副交感神経優位どころか交感神経優位であり、総じて分泌活動はストップする傾向にある。現に、びらん性胃炎や胃潰瘍の人は胃の蠕動が抑制されて酸分泌が弱まっており、食欲不振を示している。要するにわれわれは、**〈潰瘍の原因は顆粒球だ〉**とにらんでいるのだ。胃潰瘍の原因として最近注目されるようになったヘリコバクター・ピロリ菌も、顆粒球を活性化する刺激であることがわかってきた。

最近のことだが、潰瘍が顆粒球によって起こるという仮説を裏づける決定的データが得られた。これは、山形大学の仙道富士郎教授からラットの抗顆粒球抗体をいただいて行った実験の結果である。抗顆粒球抗体とは、顆粒球が膜上に発現させているある物質に対する抗体ということで、これをラットに投与すると、顆粒球を死滅させる強力な物質になる。

まず五匹のラットに、あらかじめこの抗体を投与して顆粒球を除いておき、二十四時間、金網に手足を縛りつけるというストレスを与えたが、胃潰瘍の発症は一例もみられなかった。比較対照するために、同じストレスを顆粒球を除かなかった五匹のラットに与えたところ、こちらのラットは一匹残らず胃潰瘍になった。

この実験で、潰瘍形成は顆粒球の存在なくして起こらないということがわかるが、ダメ押しのつもりでわれわれは、さらに五匹のラットにG－CSFという顆粒球を増殖させるサイトカイン（ホルモン様の物質）を与えて顆粒球を約三倍に増やして同じ実験を行った。するとこの五匹のラットは、わずか八時間の拘束によって胃潰瘍ができた。粘膜破壊の謎は、実験的にも確かめられた。顆粒球が多ければ多いほど潰瘍になりやすいというのが現段階での実験結果である。

◉ストレスでなぜ太るのか

この私とて、若い日は感じやすく傷つきやすかった。時代が変わっても、若い人は、ちょっとした対人関係の悩みや労働時間の長さなどが大きなストレスとなるようである。

人間は年齢によって顆粒球とリンパ球の比率が異なっている。新生児では、胎内のえら呼吸から肺呼吸に切り替わるために酸素ストレスを受け、一時的な顆粒球増加があるが、その後は十代の終わりごろまでリンパ球の学校である胸腺という臓器も大きいため、リンパ球優位の状態が続く。

したがって、本来ならば若い人は「いつもニコニコ副交感」で、ストレスに対して一番抵抗力のある年代である。それが限界を超えるような大きなストレスに見舞われると、自律神経の針は交感神経側へ振れてしまうので、からだはなんらかの対策を講じてこれを副交感神経側へ戻そうとする。

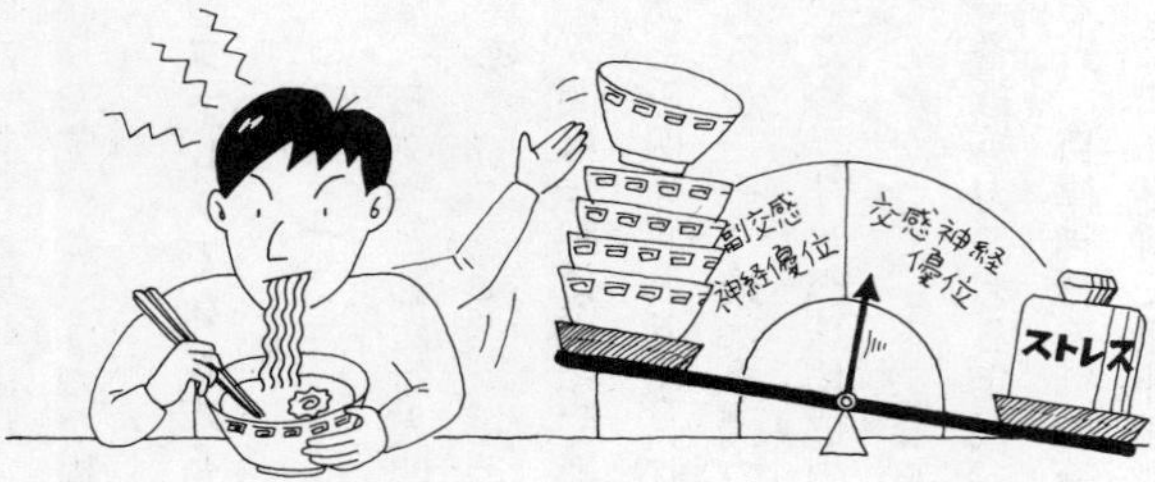

からだは、何かを食べることによって無意識にバランスをとろうとする。交感神経緊張をもたらすストレスに対し、食べることが最も手軽な副交感神経の刺激方法であり、ストレス解消法だからである。

実際、食べることにより腸管運動が起こり、脈拍も減少してくる。副交感神経が優位になるので、リンパ球が増えてきて、気持ちが落ち着いてくる。ただし、ストレス解消に食べてばかりいれば、当然のことながら過食になり太ってしまう。この「太る」というのが程度によっては成人病の原因にもなる。

食べすぎはどうやら人間だけが持つ傾向であるらしい（最近はイヌ、ネコなどのペットの太りすぎによる病気もあるようだ。人間がえさを与えすぎて、食べすぎるのだろう）。

本来、野生の動物は、思うように食べられる環境で生きているわけではない。空腹も含めストレスのときは交感神経優位のまま、アドレナリンによる血糖値の上昇などによって内部環境を変化させて対応してきた。

しかし、人間はちがう。とくに今の日本人はまわりに食べ物があふれている。ついつい「食べる」という手段でストレスを解消している。物を食べると、血液中のブドウ糖が増え、血糖値が上がってくる。これがおそろしいのは、血糖値を下げる手立てが人間には一つしかないからである。

空腹であれば、全身へのエネルギー補給のために血糖値を上昇させようとして、アドレナリン、グルカゴン、ステロイドホルモンなど多様なホルモンが分泌される。しかし、上昇しすぎた血糖値を下げるホルモンはただ一つ、インスリンしかない。人間のからだは、たくさん食べることに、もともと向いていないのである。

興味深いことに、肥満が進んで体重が標準体重を20％上回るあたりから、体質が変わってくる（次頁グラフ参照）。

本来、ふくよかタイプは「リンパ球人間」だが、**〈肥満度が一定の線を超えると、交感神経緊張型に転換する〉**。太ることによって、それだけ多くのエネルギーが必要となるので、これを養うためにも基礎代謝量を亢進させるのである。リンパ球が減り

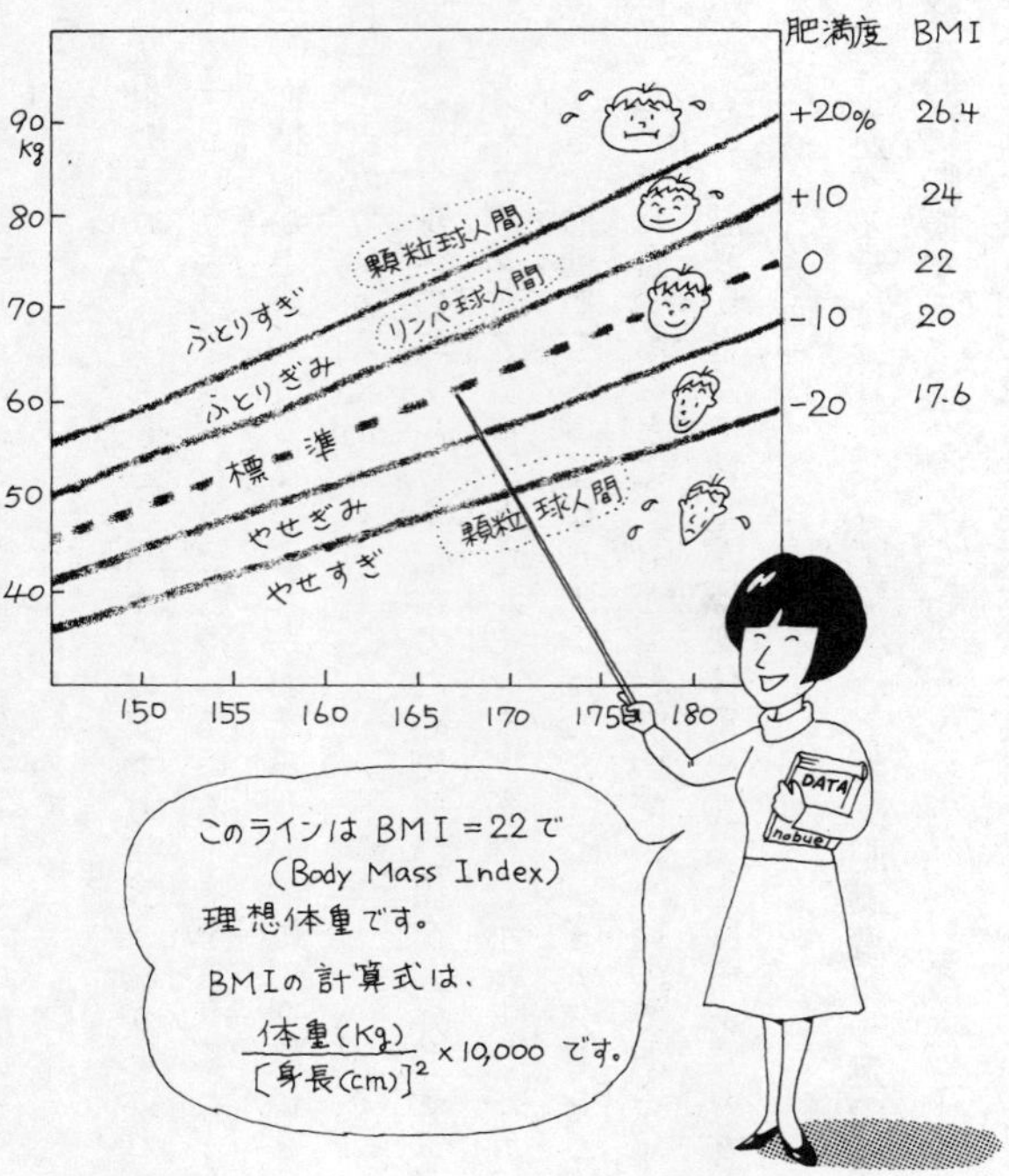

肥満度 BMI
+20% 26.4
+10 24
0 22
-10 20
-20 17.6
90 kg
80
70
60
50
40
150 155 160 165 170 175 180
ふとりすぎ
ふとりぎみ
標準
やせぎみ
やせすぎ
顆粒球人間
リンパ球人間
顆粒球人間
DATA
nobue
このラインは BMI＝22で
(Body Mass Index)
理想体重です。
BMIの計算式は、
体重(Kg) / [身長(cm)]² ×10,000 です。

顆粒球が増加しすぎると、ゆったりとか、おだやかとか言っていられなくなる。

最近増えている子供の成人病は、肥満の子供たちが副交感神経優位を通り越して、交感神経緊張型の「顆粒球人間」になったことに起因している。交感神経優位のときは、神経伝達物質の分泌が抑制されるから知覚鈍麻《どんま》が起きる。そのため、味に対する感度も低くなる。肥満の子供が、甘味やうま味を強くしないと、食べ物をおいしく感じられないのはこのためである。

◉なぜ若い人に急性腎炎や急性膵炎が多いのか

精神的に自分がストレスを感じていない場合でも、顆粒球が増えて病気にかかる例がある。若い男性に多いのが、急性腎炎や急性膵炎である。

この人たちの病気にかかる前の行動を聞くと、たいてい激しい交感神経の緊張を強いる行為がなされている。極端に睡眠不足であったり、ほとんどつまみを食べずに大酒を飲んだり、体力に自信があるからといって激しすぎるスポーツに挑戦したりと、心にストレスがなくても、からだには大いにストレスを与えていることが多い。

これでは、アドレナリンレセプターを持つ顆粒球が一気に勢いづき、活性酸素をじゃんじゃん出して臓器障害を引き起こしても不思議はない。顆粒球による組織破壊は、その程度が激しい場合、細菌感染なしでも充分に起こりうるのである。

また腎炎、膵炎のほかに肺炎にも急性のものがある。肺炎の場合は常在菌による感染も充分ありうるので、細菌性の肺炎と診断されてしまうことが多いが、こちらも同じく過労などで交感神経の緊張状態が続いたとき、顆粒球の働きで肺の組織傷害が引き起こされる可能性がある。

実際、急性肺炎の患者の白血球は顆粒球レベルが異常に高くなっている。調べたかぎりでは、物理的精神的ストレスからさまざまな病気が引き起こされた場合、ほとんど例外なく顆粒球の増加が認められていた。

このほかに顆粒球を活性化させる刺激としては、マクロファージやリンパ球から産生されるサイトカイン（ホルモン様の物質）もある。そのサイトカインの一つに腫瘍壊死因子（Tumor Necrosis Factor）があり、頭文字を取って通称ＴＮＦと呼ばれている。

ＴＮＦは、はじめ、がん細胞を殺す特効薬として期待されていた。しかし予想に反して、この物質ががんの末期に血液中に多量に見つかり、全身の細胞を殺すことがわかった。また、TNFの刺激を受けた顆粒球は自爆し、活性酸素を出してまわりの組織を破壊する。

よいと思われていたものにも、意外な落とし穴があるという例である。

◉顆粒球増加が引き起こす多臓器不全

今も述べたように、サイトカインは細胞にとって実にいろいろな作用をもたらす。TNFの危険な作用をマウスを使って調べてみた。

まず、マウスにG－CSF（顆粒球コロニー刺激因子 Granulocyte Colony Stimulating Factor の頭文字）というサイトカインを投与しておく。G－CSFは、顆粒球を刺激して増殖と成熟をうながすので、これを与えると全身に顆粒球増加が起きてくる。

ここにさらに少量のTNFを投与すると、マウスは多臓器不全で死亡する。これは、顆粒球がTNFによって活性化し、死ぬ間際に活性酸素を大量に放出するためであるが、おそろしいのは、狙われるのが胃や虫垂といった一つの臓器ではなく、同時に複数の臓器がやられる点である。やられる臓器は、肺、腎臓、肝臓、腸管であることが多い。

顆粒球は、活性化すると必ず死ぬ運命を持った細胞であり、死ぬときに活性酸素を出して組織破壊を起こす。つまり、多臓器不全の場合にみられるように、顆粒球増加の条件が整うと、直接的な原因となる細菌がなくても発症するということである。

では、**〈多臓器不全の準備状態である顆粒球増加〉**は、どのような場合に起こるのであろうか。

「福田－安保の法則」からすれば、交感神経緊張を起こす行為に起因することが引き金になる。先の急性腎炎、急性膵炎と同じように、過労、徹夜などでの極端な寝不足、激しい精神的ストレス、過激な運動などが顆粒球増加を引き起こす。

ここにさらに顆粒球を刺激する細菌やサイトカインなどの因子が加わると、いっぺんにいくつかの臓器に変調をきたす。常在菌の感染やストレスは、ある程度やむをえないとしても、夜遅くまで仕事したうえに明け方まで大量の酒を飲む、などということに慣れっこになっているような人がいる。自分のやっていることが顆粒球を増やす危険な行為であることは、ぜひとも知っておくべきである。

顆粒球を増やすような刺激が慢性的に続くと、細胞再生の速度が極端に早くなり、発がんの原因になる。また、発がんののちも、このような刺激は、がん細胞の増殖を早め、病状が進行しやすくなることも覚えておいてほしい。

また、過労時に起こす肺炎や肝炎、腎炎も多臓器不全の症状の一つであるが、臨床的には化膿性（細菌性）の肺炎、肝炎、腎炎として診断されている。常在菌が引き金となっているのでこのような診断になっているが、背景にあるさらに重要なものが顆粒球の急激な増加であることを忘れてはならない。

もう一つ、病気を治すことを目的として行われる外科手術も、からだにとっては大きなストレスとなる。われわれが調べたところでは、手術直後に血液一立方ミリメートル中の白血球数は一万五〇〇〇個ぐらいに跳ね上がり、そのうちの80％が顆粒球になっている。老人などの場合、これが多臓器不全につながることもよくある。多くの外科医は手術後の二次感染としてすませるが、私は手術そのもののストレスによる現象とみている。

◉アレルギーを起こす三つの原因

今日の日本にみられるような「飽食の時代」は、アレルギーの時代でもある。子供も大人も、アトピー性皮膚炎や気管支喘息、花粉症の花盛りである。

アレルギーは、特定の人が特定のものに対して起こす過剰な反応のことであるが、私は、この現象について三つの原因を考えてみた。

一つは、栄養過多による副交感神経優位とリンパ球の増加である。白血球のうちのリンパ球が多いと、その働きも過剰になりやすい。

次に、公衆衛生の観念が発達して寄生虫が激減したために、リンパ球が寄生虫という抗原を認識する機会がなくなり、余った抗原探しの能力はほかの抗原に向けられている。まわりにある蛋白抗原の代表的なものが、ダニ蛋白を含むハウスダストであり、植物蛋白から成る花粉である。

三つ目は大気汚染で、不完全燃焼によって自動車や工場から発生する窒素酸化物(NOx)の濃度が高まっていることである。一酸化窒素や二酸化窒素などの窒素酸化物が人間のからだに入ると、活性酸素を取り除く「スカベンジャー」とか「掃除屋」と呼ばれる作用を発揮して生体分子を鎮静化する。からだは副交感神経優位になり、すべての「感受 - 分泌細胞」の機能は促進する。

これらの条件によって、現代の日本人はアレルギーの準備状態に置かれているともいえる。

このアレルギーに深く関与しているのが、リンパ球のうちのB細胞とそれを助けるT細胞（ヘルパーT細胞）の働きである。

皮膚の炎症やかゆみなど、目につきやすいアレルギー反応の直接の原因は、B細胞から分泌されるIgE抗体が、抗原と結合して肥満細胞を刺激することによって、肥満細胞からヒスタミンやセロトニンが分泌されることに起因している（146頁参照）。

B細胞は、白血球中でも数の少ない細胞である。リンパ球そのものが白血球の35％で、そのうち、T細胞が70％、B細胞が20％であるから、B細胞が白血球全体に占める割合はわずか7％でしかない。

しかし、ひとたび抗原に出会ったB細胞は、その抗原と対応する仲間をいっきに何十倍にも増やして全身に広がり、戦闘態勢に入る。このときに増える同じ性質の細胞の一群をクローンと呼んでいる。

抗原と出会ったクローンB細胞はいっきに成熟していくが、その成熟（分化）の段階に応じて、IgM、IgD、IgG、IgA、IgEといった五種類の抗体のいずれかを中心に産生する。このうちIgE抗体を産生するB細胞が最も分化レベルが高く、同じように分化レベルの高いヘルパーT細胞の指令を受け止めることができる。このため、へルパーT細胞が、花粉などのごく微量の外来抗原を認識してB細胞に指令を送ると、B細胞からIgE抗体が分泌され、肥満細胞を活性化させヒスタミンなどを分泌するわけである。

このように、アレルギーの起こるしくみは少々込み入っているが、その基本はリンパ球の「抗原‐抗体反応」なのである。

◉大きなショックが病気を引き起こす

原因がはっきりしないまま、突発的に難聴や健忘症が現れる病気がある。難聴のほうは、音が聞こえにくいばかりか、めまいや吐き気など、ほかの内耳性の異常症状が現れることも多く、メニエール症候群ともいわれている。

健忘症は思い出す能力が失われることであるが、それも、ある期間の出来事がごっそり抜け落ちていたり、自分の名前や過去の特定の出来事といった部分的な記憶喪失など、多様な現れ方をする。

この突発性難聴と突発性健忘症の多くは、今までどこといって病変らしいものが見つかっていないが、「福田‐安保の法則」を掲げる私としては、ここにも、ストレス

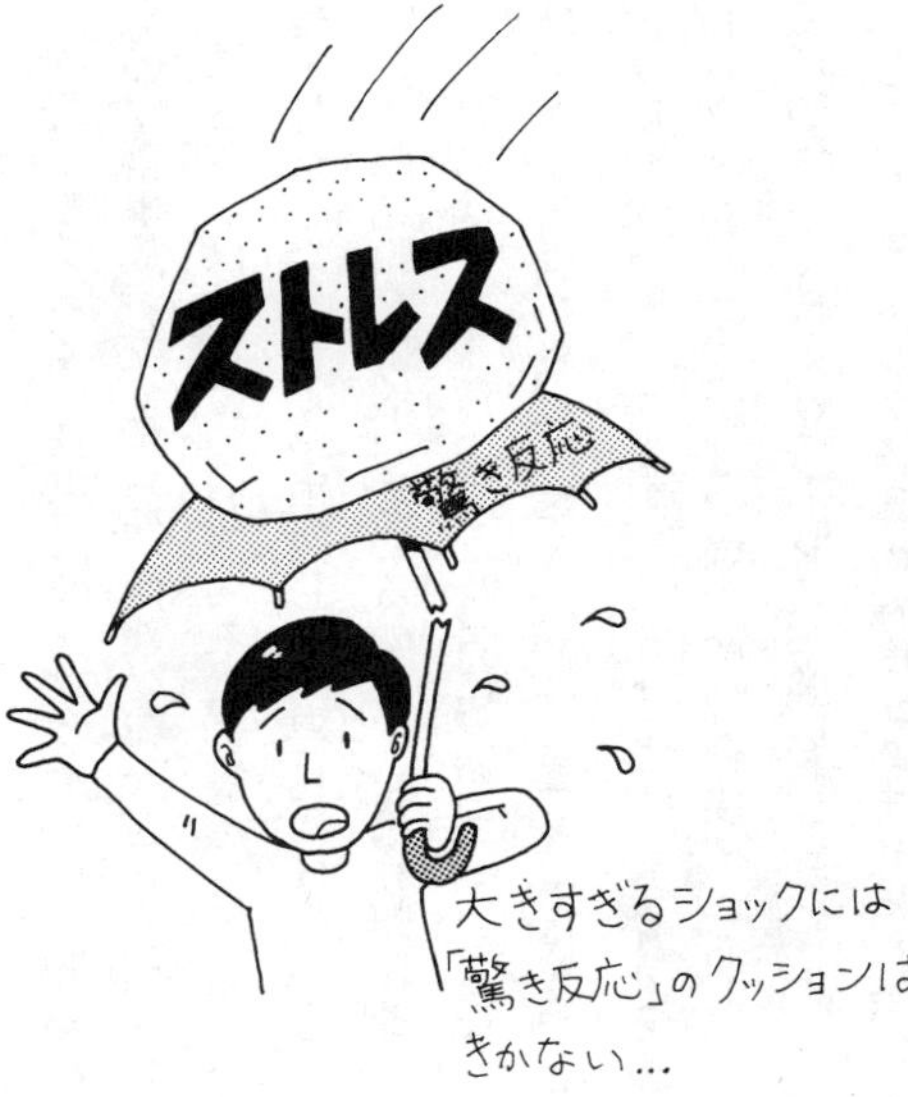
ストレス
驚き反応
大きすぎるショックには
「驚き反応」のクッションは
きかない…

による顆粒球増加、さらに活性酸素による組織の局所破壊が起きたという考えを導入する価値があると思う。

これらの病気は、内耳組織の局所的な破壊であったり、脳の記憶細胞（ニューロン）の局所的な破壊であったりするのではないかと考えたのである。実際、これらの病気は精神的であれ肉体的であれ、大きなショックによる強度の突発的なストレスが加わって起こることがほとんどである。

突発性難聴の患者の話をよく

聞くと、背景に予期しない職場での失敗や降格人事、離婚、失恋などによる深い心の痛手がある場合が圧倒的である。

突発性健忘症も、大きなショックやつらい出来事が引き金となるようである。飛行機の墜落事故、交通事故、肉親の死などが原因としてよく挙げられている。

ストレスは動物にもいろいろと影響を及ぼしている。子ザルが人間にとらえられる姿を目撃した母ザルが煩悶して、翌日には腸から大量出血して死んでいたりする。このとき腸粘膜を破壊しているのも、やはり顆粒球である。

人間には、ある種のストレスに対して、いきなり交感神経緊張には至らずその前にワンクッション置く「驚き反応」（第7章で後述。217頁参照）という副交感神経側の反応が先行し、われわれをストレスの攻撃から救ってくれている。人間のゆとりともいうべきこの反応は、副交感神経優位にある若い女性や太っている人に顕著である。つまり、彼らはストレスに強い。

しかし、ストレス自体の程度があまりにも強いと、「驚き反応」はプツンと切れ、ここに挙げたような突発性の病気を引き起こすことになるのではないだろうか。

◉働き者はがんになりやすい？

統計学的に、筋肉質あるいはやせ型で、活発な人に発がんの頻度が高いことが知られている。それも男性に多いのが、いわゆる「がん体質」である。

一方、太りぎみで、ゆったり型の人は、発がんの頻度が低く、こちらには女性が多い。このような人はアレルギー体質であることが多い。

若年齢での発症を考慮に入れなければ、**〈がん体質の人は、交感神経緊張型の「顆粒球人間」〉**、そして**〈アレルギー体質の人は副交感神経優位の「リンパ球人間」〉**と、単純に二分することができる。

ではなぜ、交感神経緊張型の活発な人に、発がんの機会が多くなるのであろうか。まず交感神経緊張型の「顆粒球人間」は、いつも活発に行動して社会的にも活躍しているといえる。このような人は、普通の人より新陳代謝が活発である。

この新陳代謝には、細胞再生も含まれている。ある組織で細胞がこわれて死ぬと、その近くの場所で新たに細胞分裂が起こり、増殖することによって失われた分を補う。このような働きを細胞の再生と呼ぶが、細胞分裂を促進する働きをしているものが、実は活性酸素である。活発な人では顆粒球が多いため、活性酸素の出方も多い。このため、細胞の分裂増殖が普通の人よりも速いスピードで進む傾向がある。

試験管内の実験であるが、通常、人間の細胞は分裂回数の上限が決まっており、だいたい五〇回分裂すると、もうそれ以上は分裂して数を増やすことができない。ここから先は分化といって、ある方向を目指しての細胞の成熟――たとえば胸腺で分化するT細胞のような――だけとなる。

これに対し、がん細胞は際限なく分裂増殖してがん細胞のかたまりをつくるような、いわば野放しの細胞である。もともと再生のさかんな部位で細胞のがん化が起こり、一度がん化が起こると、手がつけられないほど増殖を重ねてしまう。

人間で細胞分裂のさかんな部位は、皮膚（外胚葉上皮）と腸管（内胚葉上皮）である。前者には扁平上皮と腺細胞があり、皮膚がんや腺がんのもとになる。後者には単層の内胚葉性上皮と腺細胞があり、やはり、胃や大腸や肝臓のがんのもとになる。

細胞のがん化は、ウイルスなどによって正常細胞の核の中の遺伝子（ＤＮＡ）に狂いが生じることから起こることが知られてきた。細胞のがん化は、増殖に関与する遺伝子に異常が起こることが大きな原因となっている。この発がんの遺伝子となりうるものが、正常細胞の増殖を促進する因子、たとえばサイトカインやそのサイトカインを受け止めるレセプター、あるいは細胞内のシグナル伝達を支配する遺伝子群なのである。

結局、誰もが持っているこのような因子に加えて、活動量の多い「顆粒球人間」では細胞再生が起こりやすいことから、発がんの頻度が高まるといえる。困ったことに顆粒球が多いと、相対的にリンパ球は少なくなっているので、がん化した細胞を非自己（自分のものではないもの、つまり抗原）と認識してこれを打倒する免疫機構が充分に働いてくれない。だから顆粒球の多いことが、リンパ球の少ないこととあいまって、がんの発生の多さにつながるのである。

私のまわりでがんで亡くなった人は例外なく「やり手」とか「働き者」とか呼ばれる種類の人であった。こうしてみると、勤勉で活発な人にがんが多いことが納得できる。五十代でがんで死ぬ人は、働き者であったといっても、まちがいではないように思う。

ただし、驚くほど活動的な人としか見えないのに、息災で長寿を全うする人も、なかにはいる。このような人は、おそらくどこかでリンパ球が増えるような、ゆったりとした時間を持っているか、睡眠時間が長いのではないかと、私はにらんでいる。

◉重症筋無力症の謎も解ける

現代の二大難病といえば、がんと自己免疫疾患である。いずれも病状は深刻なのに、原因と治療法がなかなか解明できずにいる。

そんな中で、われわれは深刻な自己免疫疾患の一つである重症筋無力症の謎にいくぶんか迫ることができたと思う。決め手は、第3章で述べたリンパ球（T細胞）上のアセチルコリンレセプターであった。

重症筋無力症は、全身の筋肉が次々に障害され、まぶたの筋肉すら動かすこともできなくなるという悲惨な病気で、最後は、呼吸筋が働かなくなり、息ができなくて死にいたる。

昔からこの病気では胸腺が腫れていることが知られていた。胸腺は、いわばT細胞のかたまりなので、これが大きいということはT細胞が異常に増えているのと同じである。また、この病気は抗体産生を行うリンパ球のB細胞も異常に多いことも特徴である。

第3章で述べたが（91頁）、鳥谷部君の「うっかり」のおかげで、われわれはこのT細胞がアセチルコリンレセプターを持っていることを発見した。このことから重症筋無力症の謎が少しずつ解けてきたのである。

リンパ球の担当する「抗原‐抗体反応」は通常、T細胞上のレセプターで抗原認識を行い、T細胞からB細胞へ指令が行って抗体がつくられるという形が多いが、まれにB細胞自身が自分の持っている抗原認識レセプターを働かせて、ほとんど一人で抗体をつくる場合がある。アセチルコリンレセプターの分子が、なんらかの理由でB細胞に認識されてしまうような異常が起こっていると推定される。

重症筋無力症では、認識される抗原の正体は、T細胞上のアセチルコリンレセプターなのではないかというのがわれわれの仮説である。

こうして、アセチルコリンレセプターが抗原として認識されると、B細胞は、自分の筋肉上にあるアセチルコリンレセプターに対する抗体をつくってしまう。前にも書いたが、筋肉が興奮するためには、アセチルコリンを常に受け止める必要がある。これを受け止めるためにあるのがアセチルコリンレセプターであるというのに、これに対して抗体ができてしまえば、筋肉細胞の興奮は起こりえない。だから、まぶたの筋肉すら動かせなくなってしまうわけである。

重症筋無力症では、B細胞がアセチルコリンレセプターに対する抗体をつくり、この抗体が全身に循環するため、レセプターがブロック（封鎖）されて筋肉細胞にアセチルコリンが作用しなくなる。私たちがT細胞上のアセチルコリンレセプターを発見したのは、まったくの偶然であった。その偶然にもう一つおまけとして、この難病の解明の糸口がついたわけである。

第6章

リンパ球はこれで増える

◉コレステロールが問題なのは過剰摂取の場合

と思う。活動的だが潰瘍やがんになりやすい「顆粒球人間」、おだやかでもアレルギー傾向の「リンパ球人間」。どちらもいいところだけというわけにはいかない。

しかし、もしも長寿を願うならば、ほどよくリンパ球を増やす必要がある。本章では、手軽にリンパ球を増やす方法を、いくつかお話ししておきたい。まずは、コレステロールの話からはじめることにしよう。

ある栄養素が健康によいと言われたかと思うと、それからしばらくして「やっぱりあれはあまりよくない」などと、あとから逆の評価が出てくることがある。この背景に必ずあるのは、なんのことはない、実験動物の「過食」なのである。

実験に使用されるマウスやラット、ウサギなどの動物は、たいがい、えさがふんだんに与えられ、食べ放題の状態になっている。実際にこういった動物の寿命が短いのは、栄養過多による肥満のためである。

「コレステロールはからだに悪い」「コレステロールが動脈硬化の原因」などは、世間の常識ともいえるほどポピュラーな説であるが、これもコレステロールを過剰摂取させた動物データに基づいている。

こうした説を信じて、コレステロールをなるべく摂らないようにすべきであると信じる人が多いが、本来、コレステロールは人間のからだにおいて重要な役割を果たす物質なのである。

コレステロールは細胞膜の構成成分であり、胆汁、ビタミンD、副腎皮質ホルモンや性ホルモンなどの合成材料でもある。一日に食事から摂り入れられるコレステロール量は三〇〇～五〇〇ミリグラムにすぎないが、体内で合成されている量はその約三倍の一〇〇〇～一二〇〇ミリグラムであることからもその重要性がわかるだろう。

食物として腸に取り込まれたコレステロールは、腸内細菌によって酸素分子を奪われるので、酸化されていない形で体内に吸収される。このような酸化されていない状態の脂肪を不飽和脂肪酸と呼んでいる。

不飽和脂肪酸は酸素を吸収する性質があるため、生体内では重要な抗酸化剤――「スカベンジャー」――として生体分子の鎮静化をもたらし、副交感神経を優位にする。この理由で本来長生きには欠かせないものだが、血中での受け渡しがうまくいかないと、悪者になってしまう。

コレステロールは脂質なので、そのままでは血液に溶けない。このため、血中に入ると脂肪酸と結合して脂肪組織に貯えられるか、血液に溶けやすいように低密度リポ蛋白（ＬＤＬ）に包まれ、ＬＤＬコレステロールとして血中を循環している。

このＬＤＬコレステロールがＬＤＬレセプターを持つ腎臓、肺、肝臓などの細胞に送られ、細胞から活性酸素を吸着する。酸素吸着の仕事を終えると、今度は高密度リポ蛋白（ＨＤＬ）に包まれてＨＤＬコレステロールとなり、血中を循環して肝臓に戻り、最終的に胆汁酸となって排泄される。

よく動脈硬化の原因となるのが、ＬＤＬコレステロールの過剰である。これは、酸素吸着の仕事を終えたコレステロールが肝臓へ回収される機構がスムーズにいっていないことから起こる。その原因は過剰肥満や運動不足である。ＬＤＬコレステロールは組織に長くとどまると、酸化レベルの高い過酸化脂質に変質してしまい、この過酸化脂質が動脈壁にこびりついて動脈硬化の原因となることから、悪玉コレステロールと呼ばれている。

また、ＨＤＬコレステロールが少ないと、組織からのＬＤＬコレステロールの運び出しがうまくいかない。この運び出しは運動エネルギーを消費することによって行われる。このため、ＨＤＬコレステロールのほうは善玉コレステロールとも呼ばれ、生体調節に必要なものとなっている。

繰り返すが、コレステロールが問題になるのは、過剰摂取の場合だけである。コレステロールを悪者にするのは、アメリカ人と日本人だけだといってもいいほどである。いずれも豊かな国、飽食の国である。この本を読んだ人は、ぜひともコレステロールと仲良く上手につき合ってほしい。

◉不飽和脂肪酸がからだにいい理由

いわし、さんま、さば、ほっけ、ぶり、まぐろといった赤身の魚は、腐りやすいが、新鮮なものはからだによいといわれる。

これらの魚の脂肪の中には、エイコサペンタエン酸（ＥＰＡ）や、ドコサヘキサエン酸（ＤＨＡ）などの不飽和脂肪酸が多量に含まれている。赤身の魚が腐りやすいのは、これらの不飽和脂肪酸が、空気中の酸素とすぐに結びついて酸化するためである。

このような不飽和物質がからだによいというのは、それが体内に入ると、先ほど述べたように、抗酸化剤となり、生体分子を酸化させないからである。つまり、組織は酸素焼けすることなく、長寿の世界に導かれるというわけである。

想像するに、赤身の魚は回遊魚で、大海を激しいスピードで泳ぐため、酸素消費が激しい。このために、豊富な不飽和脂肪酸が酸素を吸着して魚を守っているのだろう。そしてこれが、人間の体内では抗酸化剤として機能してくれるのである。

一方、たい、ひらめ、たなご、べらなどの近海魚は白身の魚で、酸素消費が回遊魚のように大きくなる必要もないためか、不飽和脂肪酸の含有量も少ない。

ＥＰＡや、まぐろの目玉の脂肪から取ったＤＨＡも、最近は健康食品として薬局で売っている。リンパ球を増やしてくれるものにはちがいないが、コレステロール同様、ＥＰＡやＤＨＡを多量にマウスに与えると、期待に反してマウスの寿命が低下する。

不飽和脂肪酸自体は抗酸化剤で、まわりから酸素を奪う働きをするが、仕事をし終えたときには、自身が吸着した酸素分子が多くなっているために、一転して酸化物質に変身する。これではかえってまわりに酸素をまき散らして組織を酸化し、加齢現象を早めてしまうので逆効果である。よいものもほどほどに摂ることである。

◉すっぱいものはなぜからだにいいと言われるのか

酢がからだによいと言われるが、これは本当だろうか。この理由も「福田 - 安保の法則」で解くことができる。

先入観のない子供のころは、ほとんど例外なく、酢が嫌いである。これは酢がからだによくないことを本能的に知っているからかもしれない。

食物として取り入れた栄養素は、体内で何度も酸化分解されていろいろに変化しながら組織に運ばれていく。からだの中には、それぞれに酸化レベルの異なる物質が存在しているわけである。

炭水化物（でんぷん）の分解も、同じように酸素と結びつくことによって行われていく。酸化されると、でんぷんはまずアルコールとなる。さらに酸化されると酢酸となり、最終的に炭酸ガスと水に分かれる。この酸化分解の過程で、多大なエネルギーを生み出してわれわれのからだに提供してくれる。

酸化が進むにつれて、くっつける酸素分子の数が増えてくる。代わってエネルギーを生み出す力が低下してくる。したがって、でんぷんはまだ酸化レベルがさほど高くなく、エネルギー量も多いが、微生物にこの栄養分を消費されつつあるアルコールや酢酸は酸化レベルが高く、われわれのからだにとって、本来あまりありがたくない。

こんな話を聞いたことがある。酢はからだにいいと人に言われて、酒に酢を混ぜて飲んで死んだ人がいたそうだ。こんなことをすれば多量の酸化物を摂取したことで、からだは交感神経緊張で顆粒球が急増し、粘膜傷害で吐血したり、多臓器不全を引き起こすのは当然である。人間にとって欠くべからざる酸素であるが、度を越すと死を招く毒でもあることを忘れてはならない。

それでは、これほどこわい酸素分子をたくさん持っている酢や酢の物が、からだによいと言われるのはなぜであろうか。逆説的だが、「酢の酸化レベルが高いためだ」というのがその理由である。

少量の酢が口に入ってくると、からだは酸化物の到来を察知して、「排泄開始!」の指令を全身の「感受‐分泌細胞」へ送る。これによって唾液が分泌されるなど、副交感神経の支配する排泄へ向けた反応が起こってくる。

このような排泄促進のための副交感神経の反応が波及的に広がり、からだのいろいろな部位、とくに消化器系や泌尿器系の分泌機能が高まってくる。これがすっぱいもの効果なのである。

お年寄りが酢の物や酸味のあるものを好むようになるのは、加齢にともなう分泌・排泄機能の衰えに関係すると考えられる。からだが無意識に副交感神経の機能をうながす食物を欲するのであろう。

また妊娠初期につわりで嘔吐したり、すっぱいものを好むようになるのも、からだが排泄をうながす副交感神経刺激を要求しているのである。この場合、お腹の中の胎児が母体にとっての異物なのであるが、あれほど大きな異物も滅多にないだろうと思う。

◉にがいもの、からいものがからだにいい理由

良薬は口ににがし。薬のほか、食べ物にもいろいろにがいものがある。さざえの尻尾がにがいのは胆汁のせいで、この「にが味」が好きだという人もよくいる。そのほか、アロエ、ビールのホップ、ふきのとう、にんにくなどは、にが味のある食べ物である。

にがい薬のみならず、このようなにがい食べ物に対する共通した反応は、すっぱい

ものと同じく副交感神経の刺激症状である。にがい味は不快な刺激なので、からだから「排泄指令」が出て、排除するための反応として唾液や消化液の分泌が促進され、胃腸の蠕動《ぜんどう》が亢進される。

もし、胃もたれや便秘が続いていて、食欲がないなら、それは胃腸の蠕動が抑制された交感神経緊張の状態である。このようなとき、にがい薬や食べ物は健胃剤や下剤として非常に有効に働いてくれる。

にが味の効用は副交感神経を刺激することである。その意味では、からいものも仲間に入れてよいだろう。「胃の調子が悪いときは大根おろしを食べよ」などと、よく言われているではないか。これは大根のから味に消化酵素の分泌をうながす効果があるためである。

ストレスがたまりがちで交感神経が緊張している人も、少量のにがいものや、からいものを食べることによって排泄がうながされ、自律神経の針は副交感神経側へ戻ってくる。

また、お酒に弱い人は、アセトアルデヒドという毒性物質がからだにたまりやすいことが原因だと言われるが、このアセトアルデヒドも、にがいものを摂ると排泄される。

しかし、注意しなければならないのは、効果があるのは、これらのものをほんの少し摂ったときだということである。摂りすぎの副作用というのは必ずあるもので、にがいものを食べすぎると腹痛と下痢に襲われる。私も前に、にんにくの醬油漬けを食べすぎて腹を下したことがある。

酢、アルコール、にがいものや、からいものは、そもそも毒だからこそ、からだが排泄現象をうながすのである。毒もまた薬であると知って少量を効果的に摂ると、副交感神経を刺激して一時的にリンパ球を増やすことができる。このようなことを知っておくと、食べ物に対する見方や接し方も変わってくると思う。

そういえば、たいていの漢方薬には、きまって、いやな臭いや、にがい味がある。からだにいい成分も入っているのだが、にがいから効くという側面もあるのだ。

産婦人科医の同級生が、手術後の傷口がふさがらない患者に漢方薬がよく効いたと不思議がっていた。傷口がふさがらないのは膿のためで、膿の原料は顆粒球である。つまり、漢方薬が副交感神経の側へシーソーを傾けて顆粒球を減らしてくれたために、傷口が治ったのだと説明して、ずいぶん感心されたことがある。

◉活性酸素の発生を抑える食べ物――ほうれん草、にんじん、小松菜など

ぜひとも長生きしようと思う人は、どうしても体内の活性酸素の産生を抑える必要がある。そのようなときに力を発揮するのが、たびたび登場する「スカベンジャー」――活性酸素の掃除屋さんである。これは生体組織を酸化から守るという意味では、抗酸化剤でもあるわけである。

スカベンジャーとして販売されているものには、スーパーオキシド・デスムターゼ（SOD）という酵素があるが、できれば、そんなものを当てにしないで、ふだんの食生活の中でスカベンジャー作用を持つ栄養素を摂るように心がけたいものである。

代表的なスカベンジャーとしては、ビタミンA、ビタミンE、ビタミンCなどがある。

ビタミンAやビタミンA前駆体のβカロチンが豊富な食品といえば、ほうれん草やにんじんなどの色鮮やかな野菜が、まず思い浮かぶ。βカロチンやビタミンAは、ともに油に溶ける性質があり、体内の脂質が過酸化脂質に変わるのを防いでくれる。

ただ、妊娠中にβカロチンとビタミンAを摂りすぎると、胎児に異常が起こりやす

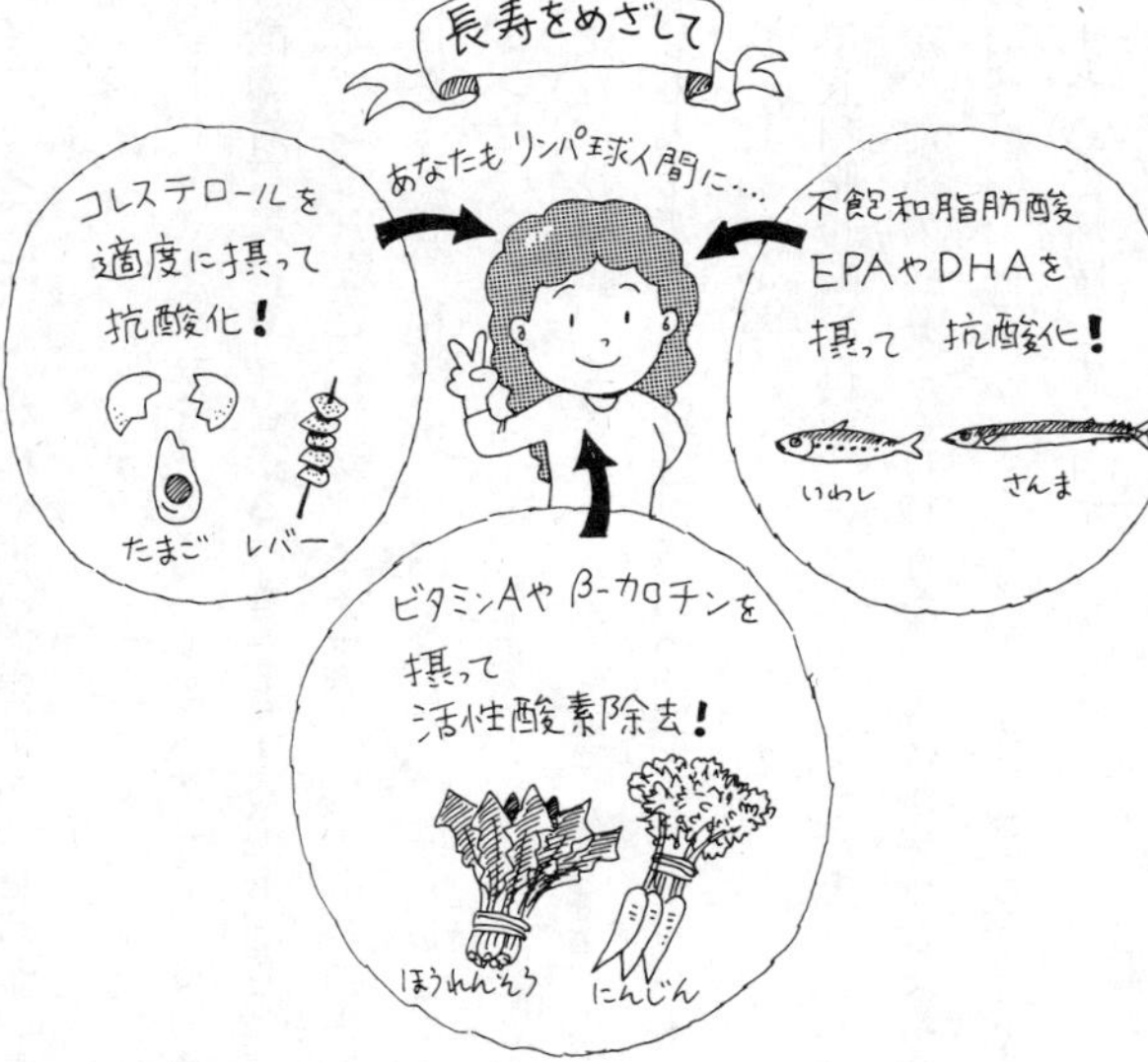
長寿をめざして
あなたもリンパ球人間に……
コレステロールを
適度に摂って
抗酸化！
たまご
レバー
不飽和脂肪酸
EPAやDHAを
摂って　抗酸化！
いわし
さんま
ビタミンAやβ-カロチンを
摂って
活性酸素除去！
ほうれんそう
にんじん

いことが知られているため、適当な量（成人で一日一〇〜五〇ミリグラム）を超えることのないよう注意することである。これは、にんじん一本半に相当する。このほか、小松菜、にら、しその葉、パセリ、春菊などにもβカロチンが多く含まれている。

ビタミンEはアーモンド、大豆、小麦胚芽などに多く含まれており、これも活性酸素対策に有効である。しかし、これも過剰摂取は禁物である（一日に一〇ミリグラム程度が適量）。

ビタミンCは、こわれやすい物質であるためか、ある程度大量に摂ってもよいといわれる。

一日にレモン一個を摂ると、必要量の約五〇ミリグラムを満たすことになるが、活性酸素対策にはもっと摂るべきだとする説もある。ビタミンCは、パセリ、ブロッコリー、レモンなどのほか、イチゴやキウイなどの果物にも多く含まれている。

ビタミン群の特徴は、体内では互いに協力し合って働くことで、どれか一種類のビタミンだけを大量に摂っても効果が上がらないことが多い。

また、鉄や銅、亜鉛そのほかの金属の陽イオンを含む食品も、「スカベンジャー」として大切である。鉄分が多いのはひじきやレバーで、かきは亜鉛と銅の両方を豊富に含む食品である。

不飽和脂肪酸が抗酸化剤として、からだをリンパ球の世界に導くことはすでに述べたが、前述のEPA、DHAなどのほか、コレステロール、グルココルチコイド（生理的濃度の）、性ホルモン、プロスタグランジンなどが、からだの中でリンパ球を増やすために活躍してくれている。

◉長生きできる職業、趣味は？――画家、生物学者、僧侶など

むずかしい物質の名前が次々に出てきたので、ここで息抜きに、長生きのできそうな職業はあるかと考えてみたら、よく聞く話では、画家と生物学者、僧侶が長生きだということだ。長寿の高僧は枚挙にいとまがない。わが共同研究者の福田さんによると、これらの職業で長生きする理由は以下のようになる。

まず、どの職業も肉体労働とは縁遠い。さらに、いずれも対人関係にわずらわされないという点で共通している。画家は、自分の絵に向き合っている時間が長いし、生物学者は本を読むか、生物とたわむれている。また、高僧は悟りを開いているので、対人関係のストレスは希薄といってよいだろう。

激しい肉体労働から解放され、対人関係のわずらわしさから生じるストレスのない生活では、顆粒球が増えることがなく、人は長生きになる。これが「福田‐安保の法則」から自然に導かれる結論である。

話は変わるが、朝の散歩に犬を連れて歩く人をよく見かける。犬の散歩につき合っているのかもしれないが、対人関係のストレスから解き放たれるには、犬の散歩など

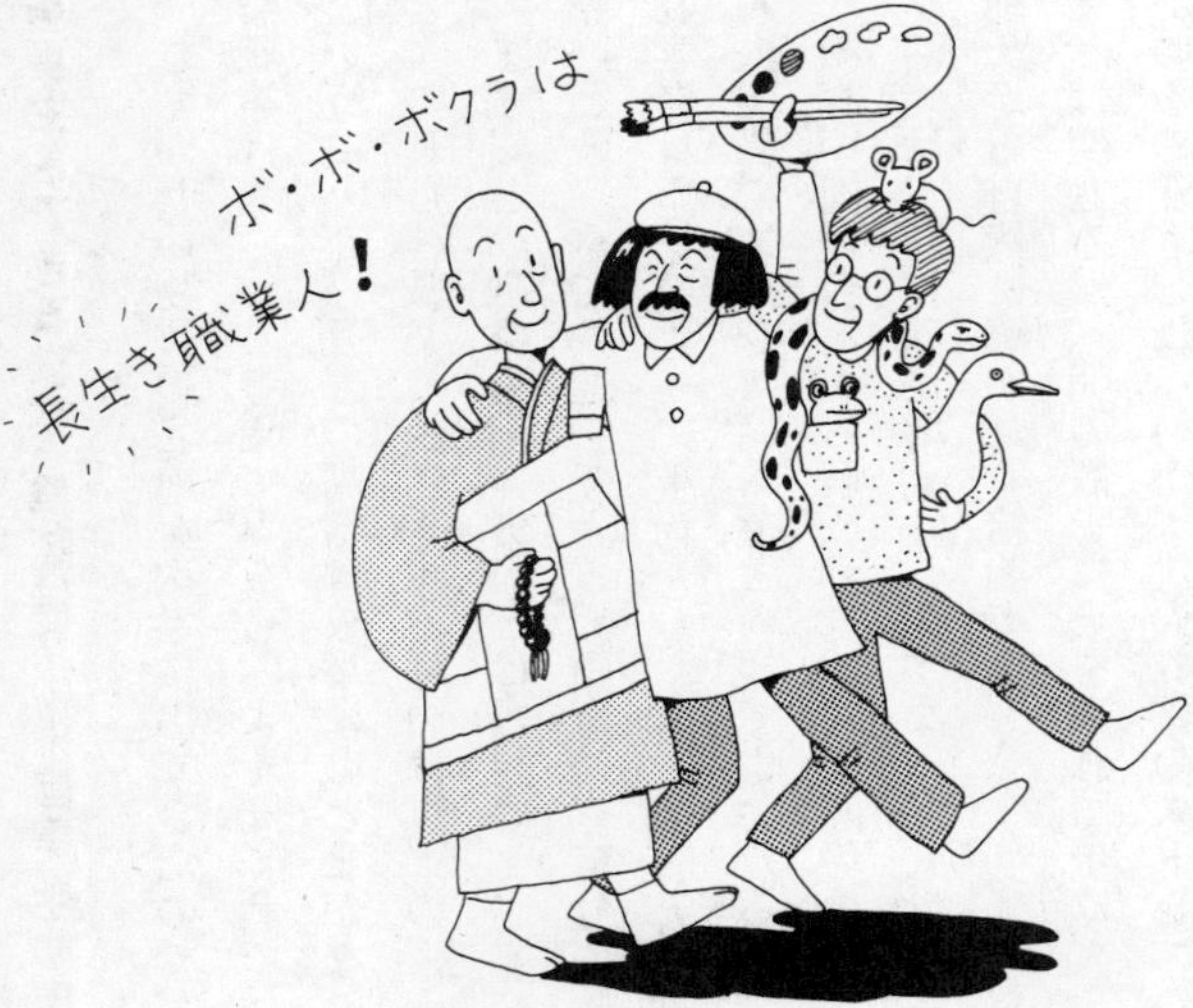

は非常にいいと思う。さり気なく観察していると、犬のことにかまけてストレスから解放されているらしい顔つきである。いかにもリンパ球がたっぷりありそうな感じである。

犬を飼うのが面倒だ、新たなストレスだ、などと思ってしまう人は、小鳥や金魚などを飼ってみてもいい。いや、動物は手がかかるし、死んだりすると悲しい。それもストレスだと思うなら、植物を育てるのが最もストレスの少ない趣味である。

ただし、庭に木を植えたり、畑

で野菜を育てたりするのも、かなり手間がかかる肉体労働で、人によってはストレスになるかもしれない。盆栽も、肉体的には楽かもしれないが、手入れにはかなり気を遣う必要があるだろう。

となると、究極のものは石である。床の間に置いた石を眺めている分には、ストレスはない。いい石なら、満足感もある。もっとも、ここまで安定すると、あの世も近い気もしてくる。

ここに書いたのは、ちょっとした長生きの心がけ、あるいは工夫の例である。われわれの生活は、ストレスと無関係に過ごすことはできないし、いつも生き物を飼うわけにもいかないから、誰もが何かしら自分をなごませるささやかな時間をつくって、身過ぎ世過ぎで生きているのである。

◉ポジティブシンキングの効用は暗示効果

自律神経系は不随意神経ともいわれ、自分の意志と関係なく、からだの中のいろいろな器官を働かせている。だから、自律神経系の働きを自由にあやつることはできない。

自律神経系をある程度まで自分の力もしくは他人の力であやつろうとするなら、イメージや暗示の力を利用するしかない。マインドコントロールとまではいかなくても、意外にわれわれのまわりは、自己暗示や他者による暗示であふれている。

たとえば、「今日は天気が悪くてあまり元気が出ない」とか、「からだがだるくて仕事にならない」などとネガティブなことを話題にすると、ますますそのような気になる。愚痴や不平ばかり言っていると、健康も幸運も訪れない気がする。

逆に楽しいことを思い浮かべると、やる気が出てくる。なんでも物事をよいほうに考える人がいるが、例外なく顔つきが明るい。よい本を読んで影響されるなどということもある。今流行のポジティブシンキングというものは、まさにこの点に訴えるものである。

このように感情に訴えて自律神経を変化させ、内・外分泌と免疫能を変化させることは充分可能である。強い効果をともなうものになると、催眠術によって皮膚にアレルギー反応を起こしたり、肩の痛みを取り除いたりすることもできる。これを使って、人をリンパ球型の体質へ導くことも、もちろんできないことではない。

暗示をかけて副交感神経緊張状態を起こすと、知覚神経感度の亢進、内・外分泌の亢進、リンパ球反応の亢進などから、悪くするとアレルギー反応の出現となる。逆に、交感神経緊張状態を引き起こすと、痛覚の消失、分泌現象の抑制、顆粒球反応の亢進症状を導く。

これらは、「病は気から」の科学でもあるが、現実に心理療法としては、催眠術はほとんど使われないようである。その理由は、催眠術をかけられる側に術者に対する心理的な依存傾向が出て独り立ちしにくいことと、術者側にとっても、言葉をうまくあやつる必要があるために負担が大きいことなどが理由であろう。

言葉の暗示力を示すこんな例もある。われわれは、免疫の研究のために人間の血液を使う。自分の血を採ったり、学生からもらったりする。やさしいS先生が学生から採血すると、脳貧血を起こす学生が次々と出た。S先生はいつもこう言う。

「採血中に気分が悪くなったらいつでも言ってください」

「まだ大丈夫?」

やさしい人に甘えたくなるのは人情である。特別なことを言わずに無愛想に採血する私のほうからは、脳貧血になる人は出なかった。たった20ccの採血でも、やさしい言葉をかけすぎると、人は倒れる。暗示の力はすごいものである。

第7章

からだのリズム、免疫のリズム

●交感神経の緊張で、副交感神経反応が出る「ニセ副」

「福田‐安保の法則」を提唱するようになってから、この世に存在するものはすべて「よい」とか「悪い」とか、すっぱりと割りきれないのだと、これまで以上に強く感じるようになった。

よいと思われている薬が、急にその働きを逆転させたり、悪いと思われているコレステロールが不足すると、生体調節がうまくいかなかったりする。酸素などその最たるものである。「ほどのよさ」というものが大切なのだが、それがなかなかにむずかしい。

正直言って、現場で実験と観察を繰り返せば繰り返すほど、よくわからないこと、説明のつかないことがあることを認めないわけにはいかない。逆に言えば、何もかも機械的に割りきれないのが人間のからだであり、生命の複雑さであろう。

これまで「大発見」のたびに報告をし合ってきた福田さんと私だが、たまに交感神経支配なのか副交感神経支配なのかよくわからない現象に出くわしても、それを無理に分類しないことにしていた。それがいくつか宿題としてたまってきたので、一度二人でじっくり考えようということになった。

言い出しっぺは福田さんで、山形県の飯豊《いいで》温泉に一泊しようということになった。その理由が福田さんらしい。

福「この温泉は、熊が傷を治しにきて見つけた温泉なんだって。膿を取るっていえば、やっぱり副交感神経優位でなくっちゃ。なんで温泉でリラックスできるか考えると、『傷も治るし心も治る』ってことなんだなあ」

と、しゃれている。

出会いから半年ほどたった一九九五年の五月初旬、われわれは飯豊温泉でこんな会話をした。

安「彼女に会ったとき、顔、赤くなるのはどうしてだろう？　福田センセ、わかる？　だって、胸がドキドキするのは交感神経の働きだし、顔、赤くなるのは血管拡張だから副交感神経みたいだし、なんだかヘンだなあ」

福「それは、あれでないの？　交感神経の刺激を受け止めるアドレナリンレセプターに、αとβの二つあったでない。αは反応促進で、βは反応抑制だったから交感神経でないような反応が出る。酒飲んだとき、αで胸ドキがきて、βで顔が赤くなるのとおんなじ理屈でないの？」

われわれは、この晩、ワンカップ大関を飲んでいた。温泉につかったあとで酒を飲むと、いい具合に酔いが回ってくる。それから少しピッチが早くなって、脈拍が増えてくる。これは明らかに交感神経伝達物質であるアドレナリンがαレセプターに働いた状態だが、そのあとそういえば顔が赤くなる。こちらがアドレナリンがβレセプターに働いた状態である。

安「まるで副交感の反応みたいなんだもん。どうしてこれが出るんだろ」

交感神経を緊張させるはずの刺激が加わって、反応が二通りに出るのがおもしろい。

福「つまり、こうだな。交感神経緊張の刺激はけっこう強いから、これをずっと続けて受け止めるのは、からだにとってストレスが大きすぎる。だから、どっかでこれを逃がしてやんばならん。いっつも緊張しっぱなしでは、酒も長く飲めないし、彼女といても疲れてしまう。マラソンの選手でも、興奮を解放する安全弁がなければパァーッと走ってすぐダウンしてしまうにきまってる」

安「ニセの副交感と考えてもいいかもしれない」

福　「そうだね。βレセプターの反応は、いかにも『ニセ副』だ」

「ニセ副」などという言葉は、もちろん酒のついでにわれわれが思いついたものであるが、これで説明のつくことはほかにもあるようである。

たとえば運動をするとき、からだは交感神経優位になっているはずなのに、長く続けていると血管拡張でポカポカしてくる。しかも汗が「分泌」される。まるで副交感神経が働いたかのような現象である。

これがイヌであれば汗をかく代わりに舌を出して熱を放散し、体温を調節するところだが、人間は汗をかくことで体温調節をしているわけである。

人間の活動には、ある種の緊張状態を持続しなければならない局面がたくさんあるが、「ニセ副」は持続の手助けをする交感神経側の反応ではないか、というのが、二人の出した結論だった。逆の働きをするアドレナリンレセプターが用意されている理由は、ストレスの緩和、解放ということだと考えられる。

安　「してみると、交感神経の反応には副交感神経の反応がちょっぴり入っていることになるね。だから、このどちらかにきっぱり分けられない現象があったってわけだ」

福「われわれ恒温動物では、魚やカエルのような変温動物とちがって、生体のリズムの調整が複雑になっているから、このために上乗せされた交感神経の反応が『ニセ副』なんではなかろうか」

などと言いながら、またワンカップ大関を飲む。この晩は結局二人とも五本ずつ飲んでしまった。

画然と分かれているはずの自律神経の働きのうち、活動時の生体調節にあたる交感神経の働きの中に、その対極の副交感神経の働きに似たものが含まれている。なんとなく矛盾しているようだが、生体の安全のための巧妙なしくみともいえる。これが生命現象のおもしろいところである。

これに気がついたことで、われわれは交感神経か副交感神経かという二者択一の斉藤理論の限界を超えたように思った。

つまり、「福田 - 安保の法則」には、交感神経優位、副交感神経優位とはっきり分かれる現象があると同時に、両者の混在したものがあり、それは「驚き」か「ニセ副」かで説明できるのではないかというのが、二人の仮説である。

◉令嬢はなぜネズミを見て気絶するのか——「驚き反応」と副交感神経

話はさらに続く。

安「冷房の効いた部屋に急に入ったとき、くしゃみが出るのは、なんで？」

福「それは、からだがびっくりしたんだな。驚いたときの反応だよ」

安「あれ？　これも、鼻水が『出る』わけだから副交感だな。だけど、さっきの『ニセ副』とは、出るタイミングがちがうんでは……？」

寒いところに急に入ると、すぐにくしゃみや鼻水が出たりする。失敗して緊張しているのにサアーッと冷たい汗が出る。びっくりさせられて脈が速くなるかと思いきや、その反対に一瞬脈が遅くなって呆然とする。誰にも覚えのあることである。

日常の出来事以外にも、同じような例はある。たとえば、潜水病にかかった人や手術後の患者に高圧治療を行うと、気圧が上がっているのに、はじめは脈が遅くなる。

痛み止めの薬を飲むと交感神経が緊張するにもかかわらず、血中カルシウム濃度が低下する。本来、エネルギーが必要な交感神経優位のとき、血中カルシウム濃度は上がり、血圧も上がるものなのに、この場合、まるで逆である。

さらに、麻酔の前処置に投与するアトロピンという薬も、副交感神経を遮断しているはずなのに、リンパ球が一時的に増える。

交感神経を刺激しているのに、なぜかその逆の副交感神経緊張の反応が起こっている。これらの反応の特徴は、まず、いったん副交感神経の反応が起きて、それが経過したのち、本来の交感神経の反応が起きてくることである。

私と福田さんはこれを「驚き反応」と命名した。何かの刺激に対して、からだがびっくりしたときの反応というほどの意味で、要は**〈びっくりしたら副交感〉**ということである。

この「驚き反応」は、刺激の強さと個人の自律神経レベルによって支配されていて、さまざまな興味深い現象をみせてくれる。

たとえば、**〈深窓の令嬢とネズミ〉**である。

安「深窓の令嬢がネズミ見て気絶するのは、なんで?」

ネズミなどというものが急に出てきたら、私でもこわくてひっくり返るかもしれない。免疫学者でありながら、私は本当にネズミが苦手で、ほかの人が尻尾を素手でつかまえているのに、一人だけピンセットでつかむほどなのである。

しかし、こんなにも強い刺激——私や深窓の令嬢にとって——では、心臓が飛び出すほどドキドキするはずなのに、なんでその逆にパッタリと気絶なのであろうか。

福「つまりだな。深窓の令嬢は、常に満ち足りた生活してるだろ? ストレスなんか全然ない。リンパ球が相当多いにちがいない。そんな人の前に急にネズミが出たりすると、副交感一〇〇パーセントの反応になって、血圧ゼロになっちゃう。だから気絶さ」

確かに、ネズミを見ても気絶する女性ばかりではない。なかには平然と棒か何かでたたく人もいるだろう。

それにしても強い刺激ではあるのだから、交感神経が緊張しそうなものだが、刺激を受ける人がしとやかな深窓の令嬢であったり、ゆったりしてふくよかな女性であったりして、もともと副交感神経優位にある場合、驚き反応は強烈な副交感神経刺激症状として現れ、血圧降下で気絶したり、脈が急激に遅くなって茫然自失の状態に陥ったりする。そして、回復してのち、はじめて脈が速くなったり呼吸が速くなったりといった本来の交感神経刺激症状に移る。

また、刺激が強く、これを受ける個人が交感神経優位にある場合――たとえば、やせ型男性、気の強い人、空腹時――は、この「驚き反応」がきわめて短くなり、すぐ本来の交感神経型の反応がきて、怒り出したりするので油断ならない。顆粒球がいっきに増えると、子ザルを奪われた母ザルではないが、胃や腸の粘膜が破壊されたりするので、かなり危険でもあるのだ。

安　「**〈びっくりしたら副交感〉**の反応が出るのは、言ってみればショックアブソーバーみたいなものか」

福　「そう、俺は、これは人間のゆとりっていうもののように思うね」

強い刺激を一時的にクッションのように受け止める、ほどよい「驚き反応」は人間にとって必要で、福田さんはむしろ「ゆとり反応」と呼びたいと言う。「驚き反応」もしくは「ゆとり反応」を持つ人は、適度に副交感神経優位を示す体質で、どちらかというとリンパ球優位の人ということになる。女性が男性よりもストレスに強いというのが当て推量でないことが、これでわかっていただけるだろう。

◉ストレスは必ずしも有害ではない？

実は、われわれが考えた「驚き反応」や「ニセ副」とそっくりなことを、ストレスに対する反応として発表した学者がいた。カナダのハンス・セリエである。

彼はまず、当時の医者が、患者のさまざまな病状に対して、いちいち対症療法的な治療をほどこすことに疑問を覚え、それらの症状のすべてに共通するなんらかの原因があるのではないかと考えた。

その結果、有害作用因子によって引き起こされる反応を「ストレス」という言葉で説明できることを見出した。『適応症候群』（一九五二年）、『現代生活とストレス』（一九五八年）などをはじめとするいくつもの著書でそれを訴えている。

セリエによると、動物はなんらかのストレス状態をもたらす刺激（ストレッサー）

が加わった場合、なんとかしてこれに適応しようとして、からだに一定の変化を起こす。ストレッサーの種類はちがっても――たとえば鋭い音、厳しい寒さ、熱湯など――を与えられたネズミでは、いずれも副腎皮質が肥大する。これは刺激に対する適応といえるが、この適応の過程が三つに分かれている。

まず、「警告反応」として、副腎皮質の縮小、体温降下、低血圧、低血糖のほか、血中コレステロール濃度の低下、筋緊張の減退などの「ショック相」の反応がごく短い期間（数分～一日）現れる。

次の「抵抗期」では、副腎皮質の肥大、胸腺リンパ節萎縮、体温上昇、血圧上昇、血糖値上昇、血中コレステロール濃度の上昇、筋緊張増大など、「反ショック相」の反応がみられる。さらに、この時期をすぎると、「疲憊《ひはい》期」に入り、「警告反応」と同様に「ショック相」への落ち込みがみられる。

セリエは、この連続する三つの過程を「適応症候群」と呼んで、さまざまな病気の共通項と考えた。この三つの反応期を、われわれの言葉で表現してみると、それぞれ副交感神経緊張、交感神経緊張、ニセ副交感神経緊張（実は交感神経側の反応）となる。もっと言えば「警告反応」は「驚き反応」の一種であり、「抵抗期」はストレス

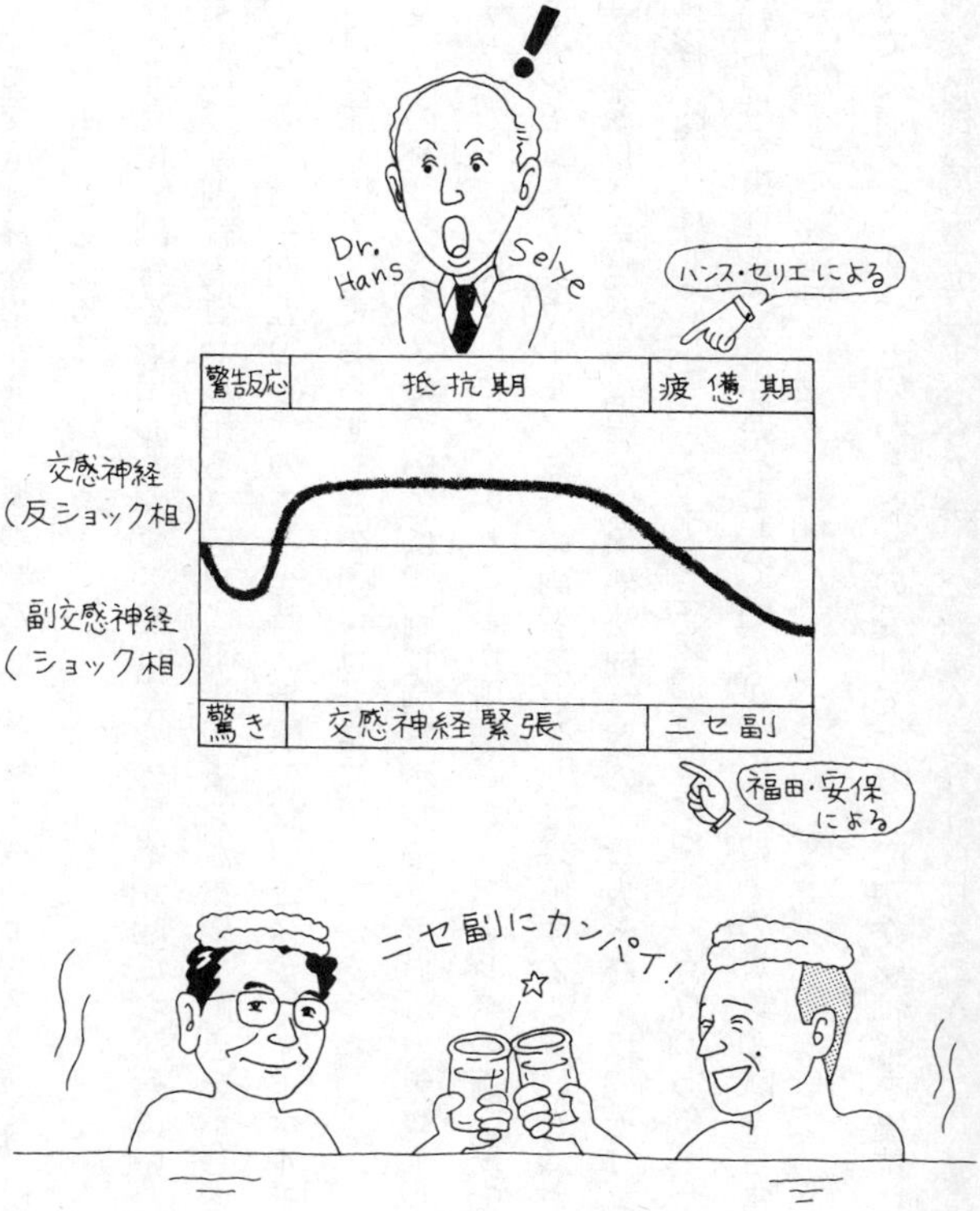
Dr. Hans Selye
ハンス・セリエによる
警告反応
抵抗期
疲憊期
交感神経
（反ショック相）
副交感神経
（ショック相）
驚き
交感神経緊張
ニセ副
福田・安保による
ニセ副にカンパイ！

の持続下での交感神経緊張状態、「疲憊期」は、持続するストレスを緩和・解放するための「ニセ副」と考えることができる。

セリエの発見は、副腎を摘出したマウスでは三つの反応が起こらず死にいたることから、適応には、副腎皮質から出るステロイドホルモンが重要な働きを示していると証明した点にある。一九五〇年代のこの当時、糖質の代謝とステロイドホルモンの関連性などはあまりわかっておらず、この説には非常に説得力があった。

しかし、その後、ストレスについては、副腎髄質ホルモンであるカテコールアミン（アドレナリンなど）も深く関与していることが解明され、ストレスの適応反応は、ステロイドホルモンとカテコールアミンの両者を導入して理解するようになった。

セリエのストレス学説と「福田‐安保の法則」との一番大きな差は、セリエの説では自律神経の関与は語られず、ややホルモン偏重となっている点である。われわれは、「晴れた日の虫垂炎」を出発点としていたが、次第にその対象領域を日常のあらゆる現象に広げていった。

とりたてて病気でなくても、われわれの受けている刺激が交感神経を優位にするものか、副交感神経を優位にするものか、たやすく見分けられるようなごく簡単な目印を見つけることによって、一般的な法則として「福田－安保の法則」を提唱したのである。

私自身、ストレスという言葉をきわめて中立的にとらえている。ストレスは必ずしも有害な作用ばかりを及ぼすものではないと思うからである。セリエも、熱烈な接吻がこれといった傷害を与えることなしに、相当なストレスを引き起こすことを指摘している。私の場合、「いい研究をしたい」という欲求は、私にとってまぎれもないストレスであるが、それは現実に私の心とからだをよい方向へ働かせている。

締切に追われているほうがいいものが書ける作家、ノルマがあるから頑張れるセールスマンなど、達成すべき目標があるということは、顆粒球を増やす条件にはちがいない。しかし、この場合、数を増やした顆粒球が発する活性酸素は、胃粘膜を攻撃するかもしれないが、一方では人間に活力を与え、大きなエネルギーを引き出してくれる。ストレスが肉体に及ぼす影響を、病気の原因としてだけとらえるのは、人間という存在を考えた場合、少々偏っていると言わざるをえない。

われわれがこれまで調査したところでは、うつ病の患者や気力の喪失などに悩む不安神経症の患者は活動量がきわめて少なく、顆粒球が極端に少ない（平均して白血球中50%以下）ことがわかっている。活性酸素が少ないことが、彼らをこのような状態にしてしまったとも言えるのである。

物事にはよい面があれば、必ず悪い面もある。人体の機構を調節してくれている自律神経も、交感神経と副交感神経が表裏一体となっているからこそ、バランスがとれているのだといえよう。

むしろセリエの説でわれわれが大いに賛同する点は、刺激に対する反応において針が一方へ振れたとき、必ずもう一方へ戻ってくる、その「揺れ」を彼がはっきりととらえたことである。

◉交感神経緊張と副交感神経緊張の間で「揺り戻し」が起こる理由

先ほどの「驚き反応」は、からだを急激なストレスから守ってくれるクッションといえるが、重要なのは、ここに生じている自律神経の揺れである。別の例を挙げよう。

自衛隊の医務室に勤める研究仲間の関修司君が、「飛行機から落下傘で飛び下りたら人生観が変わったような気がした」と興奮していたが、その翌日は激しい下痢だった。強い交感神経緊張のあとに、ガラリと変わって激しい副交感神経緊張状態に見舞われたらしい。要は揺り戻しである。

常日ごろ、交感神経と副交感神経は、それぞれ拮抗して働き、文字通りシーソーのように揺れながら、うまくバランスをとっているのだが、極端に一方に傾いたあとには、もう一方へ揺り戻す程度も大きくなる。一方からもう一方へ傾きが移ることから、これを自律神経の揺り戻しと呼ぶ。揺り戻しがなく傾きっぱなしのほうが、からだにとっては、むしろ危険なのである。

同じように、二日酔のあとの下痢も、単にお腹を悪くしたというよりも、はじめに飲酒によって交感神経緊張が起こったために、あとになって副交感神経緊張へ移行した。すなわち、「揺り戻し」たわけである。先ほどの「驚き反応」においても、自律神経の働きは副交感神経から交感神経へと揺り戻す。このように揺れる現象は、日常生活の中ではしょっちゅう起こっているのである。

マウスに薬剤を与えて交感神経緊張か副交感神経緊張の一方の状態を持続してつくろうとしても、大変むずかしい。こちらの都合で、一方の状態をつくりたいのだが、揺り戻しが激しく起こり、自律神経の働きが一定しない。このような揺らぎが生命の本質なのであろう。

「薬の逆転効果」（155頁参照）からの連想で、薬剤をポンプで少量ずつ時間をかけてマウスに静脈注射したら、うまくいった。薬剤を一回与えただけでは、急激な揺り戻しを引き起こすために、必要な状態が得られないことがわかった。

自律神経失調症とか、女性の更年期によくみられる不定愁訴症候群という病気も、自律神経系の揺り戻しが絶え間なく起こって、極度に精神が不安定になっているものであろう。あるとき交感神経緊張がきたかと思うと、すぐに副交感緊張症状が現れたりする。患者にとってはつらい症状であろうが、からだはこの調節機構によって活力とバランスを保っているにちがいない。

私は病気も一つの生体反応だと考えている。多くの病気においては（さほど重症でない場合の話だが）、ある身体状況に対して自律神経が揺り戻しを起こしながら症状が進行したり軽快したりしていく。

風邪をひいたときも、はじめは副交感神経が優位となってリンパ球の反応が出る。のどが腫れ（カタール性炎症）、脈が遅くなったり、さらさらした鼻水が出る。これが治るころになると、今度は交感神経優位となって、元気が出てくると同時に、鼻汁が黄色くなってくる。この粘っこい鼻汁は顆粒球の死骸による膿である。

自律神経の針が揺れると、顆粒球とリンパ球という二種類の防御細胞の間でバトンタッチが起こる。それが生体防御の一つの形なのである。だから、揺り戻しそのものはきわめて健全な働きにちがいない。むしろ自律神経の針が極端に片側へ振れて揺り戻しを許さない場合、生体防御機構は破綻し、症状が重くなるか後遺症が残るなどして、究極的には死が訪れるのではないかと思うのである。

◉なぜ、季節の変わり目に調子が悪くなるのか

自律神経は、健康なときにも、一定レベルに固定することなく、シーソーのようにいつも揺れ動くことによって、からだの偏りを防いでくれる。その一つの例が、第2章でも述べた年内リズムである。言うまでもなく日本には四季があり、このせいで「年内リズム」という言葉も、われわれ日本人には比較的わかりやすい。

自律神経の働きを変化させる大きな環境的因子としては、太陽光の量や気温、気圧などがある。

われわれのからだは、気温が高く低気圧の夏はゆったり型の副交感神経優位、寒くて気圧の高い冬は基礎代謝を上昇させようとして交感神経優位になる傾向がある。

自律神経が揺れ動いていることから、顆粒球とリンパ球の動きも容易に知ることができる。**〈夏が副交感神経優位、冬が交感神経優位であるから、顆粒球は冬に多く夏に少なくなり、リンパ球は冬に少なく夏に多くなる〉**。

ウサギに抗原を注射したときに、冬よりも夏のほうが質のよい抗体がたくさんできた話を前に書いたが、それだけリンパ球がよく働いてくれたということでもある。白血球の数が季節によって変化することから、「福田 - 安保の法則」を使って季節病の謎を解いてみた。

慢性関節リウマチ、喘息、花粉症、うつ病、化膿性疾患など、いろいろな病気の発症頻度は、季節によって変化することが知られており、「季節病」などといわれる。花粉症はスギ花粉が飛びはじめる二月から四月ごろ、うつ病も春先が多いようである。つまり副交感神経優位の状態でリンパ球が増えはじめ、アレルギーやうつ状態をつくりやすいのだろう。これを裏づけるかのように、慢性関節リウマチや喘息なども、低気圧になる春先から初夏の季節に起こりやすいことが知られている。

しかし、開業医の友人によると、**〈秋には偏頭痛の患者が多い〉**そうである。患者は例外なく手足が冷たいのが特徴でもあるという。少し解説が必要である。一般に、痛みを感じるのは神経伝達物質の分泌がさかんなときで、副交感神経が優位となっているはずだが、この偏頭痛も例外ではない。

それではなぜ偏頭痛が秋に多いかというと、これもやはり気圧が原因である。秋は高気圧で天気もよく、空気中の酸素の量も多い。体内に取り入れる酸素量が多いために交感神経優位の状態になるので、これにストレスなどの要因が加わると、人によっては過剰の交感神経刺激症状が出てくる。血管の収縮による手足の冷たさがこれを証明している。しかし、ときどき驚き反応も起こり、副交感神経優位が一時的にくるため、血管拡張により、脈拍に一致したずきんずきんという痛みがしばらく続く。これが偏頭痛の特徴である。

このほかにも、秋口には顆粒球が増えるため、中耳炎や虫垂炎のような化膿性疾患にもかかりやすくなっている。

副交感神経優位の夏や交感神経優位の冬よりも、むしろ春や秋に異常を訴える人が多いといったほうが現実に近いが、これは自律神経の針が春には交感神経側から副交感神経側へ振れ、秋には副交感神経側から交感神経側へ振れる、その変動期に当たって、自律神経が過剰反応や揺り戻しを起こすためだと思われる。

◉昼間は顆粒球、夜はリンパ球が増える免疫の日内リズム

人間のからだには季節を通じて変化の波があると同時に、一日のうちでもリズムをもって変化している。そのような日内リズムは「サーカディアンリズム circadian rhythm」と呼ばれている（「circa」には「およそ」、「dian」には「一日の」という意味があることから、「circadian rhythm」を「概日性リズム」とも訳す。この本ではやさしく「日内リズム」を用いる）。

総じて人間のからだは、**〈日中の活動時には交感神経緊張状態にあり、逆に夜間の休息時には副交感神経優位となっている〉**。これに呼応して、アドレナリンレセプターを持つ顆粒球は日中に増加し、アセチルコリンレセプターを持つリンパ球は夜間に増加する。ネズミのような夜行性動物では、事情は逆転している。それについては、あとで述べることにする（237頁）。

顆粒球は細菌をやっつける働きをする。動物がえさ取り行動をする日中に顆粒球を増やしておくのは、手足が傷ついて細菌が侵入した場合に備えてのことだろう。また、夜間にリンパ球が増えるのは、えさ取りでからだに入ってきた抗原を休息時に処

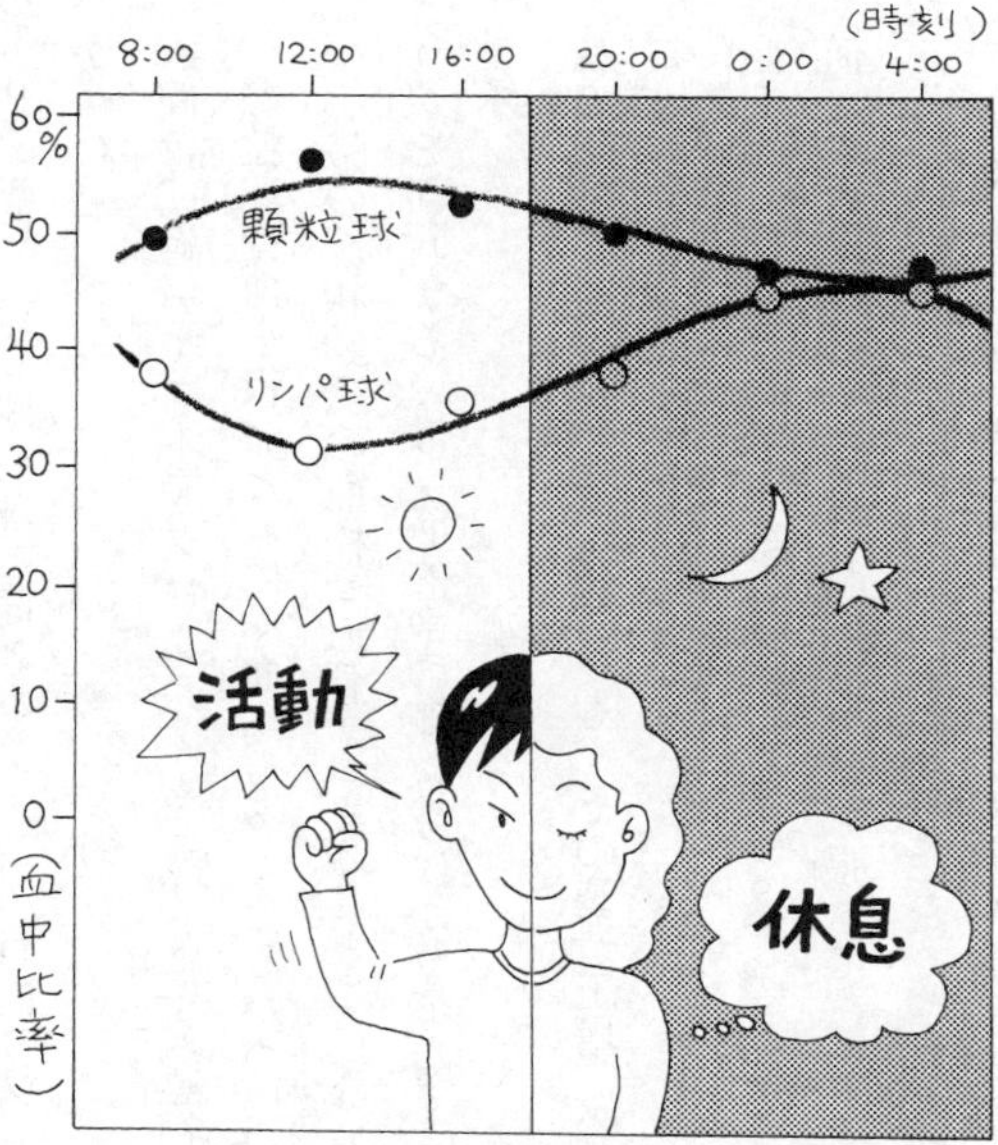

同じひとりの人でも 夜はリンパ球人間
昼は顆粒球人間 に傾く……

理するためであろう。白血球も目的に応じて自然にリズムが形成されているのだと考えられる。

ほかの血液成分である赤血球と血小板も自律神経系によって支配されており、顆粒球が増加するときと調子を合わせて、赤血球と血小板の数も増加している。これは、えさ取り行動時に骨髄の造血機能そのものが高まるためであろう。また、リンパ球のうちでも進化レベルの低い古い細胞（NK細胞と胸腺外分化T細胞）は、顆粒球と同じパターンの日内リズムをもって増減していることがわかった。

人間は、過労やストレスによっても、すぐに交感神経緊張の状態になる。このとき、顆粒球や血小板とともに赤血球も多くなるために、血液が凝《かた》まりやすく、脳の動脈や心臓の冠状動脈の血栓（血管がつまること）になりやすい。ストレスの多い人かどうかを判断するには、血液中の顆粒球ばかりでなく、血小板の数がよい指標になるのである。

私の印象では、白血球も赤血球も、その製造工場（骨髄）がふだんは稼働率を70％程度に抑えた「省エネ操業」を行っており、「いざ！」というときにだけ、稼働率を上げて細胞をたくさんつくり、必要な場所に細胞をいっせいに送り込んでいるように思われる。

何かを考えるときには、脳の血管が拡張して、そこへ送り込まれる赤血球がぐんと増える。けがをしたときには、その部分にたくさんの顆粒球が送り込まれる。そのたびに骨髄工場へは必要な血球の動員の要請が行くわけで、こうしたことがリズムの形成をいっそううながすのである。

◉朝の発作とリンパ球の関係

日内リズムは、病気の発作にも関係している。たとえば、〈**喘息の発作は、夜間や明け方に多い**〉。これらはリンパ球が引き金となるアレルギー性の病気だからである。つまり、夜間に数を増やしたリンパ球のうち、B細胞がさかんにIgE抗体をつくる。そのIgE抗体が肺で反応を起こすことが、激しい咳につながるのである。

また、慢性関節リウマチで、朝方に関節がこわばったり、痛みが出るのも、夜間に増加したリンパ球が炎症を起こすためだと思われる。このこわばりは、からだのリズムが交感神経優位へと移行する日中になるにつれて、リンパ球優位から顆粒球優位となるので、自然に消失する。

夜間から明け方に尿意や便意をもよおしたりするのも、からだが副交感神経優位となっているため「排泄」が促進されているのである。〈**深夜や明け方にお産が多い**〉というが、これは一日のうちで人間のからだが最も副交感神経優位になっている時間帯である。胎児をからだから「出す」ことがお産だと考えると、副交感神経が優位であるのが生まれやすい条件であるといえる。

また、心臓発作が朝方に多いのは、血圧が朝方に上昇するためだと言われるが、朝方といっても、寝床の中というよりは起き上がってからのことが多い。活動を開始したことによって、交感神経が刺激され、血圧の上昇や顆粒球増加とともに冠動脈の収縮が起こり、心臓の筋肉に異常が起こるのであろう。

日内リズムと病気の出方、治り方の関係については、多方面からさまざまな研究がなされており、投薬や治療を行うのに効果的な時間帯のあることも、少しずつ解明されてきている。

病気ではないが、時差ぼけを治すためには光に当たると効果があることもわかっている。光を浴びることはからだを交感神経優位にするので、これによってリズムの乱れを正すのであろう。外国旅行で時差ぼけがつらくても、現地の太陽の光に合わせて活動すると、自分のリズムも次第にその国に合ってくるものである。

◉若い女性は夜勤に強い？

免疫の実験で、最もよく用いる動物がマウスやラットである。実験に使用するのは、ほとんど日中に限られているので、はじめはおとなしい動物だと思っていた。しかし、そのうちにマウスやラットが夜行性の動物であることを知って、「日中の彼ら」がおとなしいのだとわかってきた。

実際、免疫の日内リズムをマウスで研究するために、しばしば夜間にマウスを使用することがあったが、夜のマウスの元気さには度胆を抜かれたものである。休みなくかけ回っていて、尻尾をつかまえるのも容易ではない。

運動や摂食も、一日の95％以上が夜間に行われているのだから、昼間はおとなしいはずである。狭いケージの中を、小さなマウスが、夜だというのに気でも狂ったかのように走り回り、しかもその距離が一晩で六〇キロメートルにも達するというのだから、驚きである。

昼と夜が逆転している人間とマウスでは、白血球のリズムも完全に逆転している。相対的に**〈人間では日中が交感神経優位、夜間が副交感神経優位となっているのに対し、マウスでは日中にリンパ球が増え、夜間に顆粒球が増える〉**。つまり、日中は副交感神経優位だからおとなしく、夜間に交感神経優位で走り回るわけである。

夜ふかしの人はどのようになっているかと思い、まわりを見回したら、都合のいいことに、かつて同僚だった清水文雄君という、昼に起きて夜遅くまで仕事をする夜型人間がいた。この人の白血球を調べたところ、一日のうちに二回のリズムを持っていたのには驚いた。午後と夜間に顆粒球増加があり、朝と夕方にリンパ球増加があったのである。

マウスほど完全な夜行性ではなかったが、夜ふかし人間もここまでくると筋金入りだと思った。彼は、顆粒球が増える時間帯になると、目を爛々《らんらん》とさせるのである。

夜勤などで夜に交感神経の緊張を強いられるとき、顆粒球増加が起きることが多い。これは一種のストレス反応であるが、若い女性は、時間的に不規則な生活にも比較的強いという実験結果が出ている。元来リンパ球比率が高いことが有利に働くのであろう。そうでなければ授乳期の赤ん坊の世話など、とてもできるものではない。

◉満月の夜に恋が生まれる？

貝やカニといった海辺の生物や、キツネ、タヌキなどの哺乳動物の多くが、満月の夜にさかんに交尾をする。洋の東西を問わず、満月の夜には恋が生まれると言われ、交通事故や犯罪の増加も満月の夜に多いという。

アメリカインディアンには「人に物事を頼むときは満月の夜に頼め」という言い伝

えがある。「絶対に断られることがないから」というのがその理由だが、いったい何が満月の夜をこんなにも特別なものにしているのだろうか。

満月の夜、地球をはさんで太陽と月が向かい合う。地球と地球上の物体に最も大きな引力が及ぼされるときである。このため海水もその引力を受け、海辺は一日に二回、激しい満潮と干潮を繰り返す。

この引力を受けると、生物のからだにはこれに対抗するためのエネルギーが充満してきて、交感神経が緊張してくる。われわれ人間でも、水の中にしばらくいて陸に上がるときなどは、かかってくる重力のレベルが上がるわけだから、これに対抗しようと無意識にエネルギーを消費して、自律神経の針は交感神経側へ振れるのである。

性行動の引き金は、胸がドキドキする、というような交感神経緊張からはじまるので、月の光を浴びることで動物は興奮し、交尾を行うのであろうか。今日の文明国に住む人にはわかりにくいが、月の光は驚くほど明るく、あらゆる動物を恋に誘うに充分である。

満月の夜の交尾がなぜ海辺の生物に多くみられるか、もう一つ理由がある。それは、満ちていた潮が急激に干上がるために、貝やカニなどのえらを持つ生物は、やむなく空気から酸素を取り入れなければならず、ふだんより呼吸をしすぎる羽目になる。つまり生物の体内が酸素過剰状態になり、交感神経の緊張はさらに高まっていくのである。

免疫のリズムには、年内リズムや日内リズムといった時間的要因のほかに、月の引力によるリズムも加えることができる。

◉睡眠時間が長いほど「リンパ球人間」

日常の活動性と睡眠時間は、自律神経の緊張度に大いに影響する。あるいは逆に、自律神経の活性化レベルが、われわれの行動と睡眠パターンを決定しているともいえる。

たとえば、織田信長、ナポレオン、野口英世のような英雄たちは、いずれも超短時間睡眠で有名である。日常の活動性が非常に高く、睡眠時間が異常に短い人たちであった。何かにとりつかれたように行動し、限定した目的に突進していった様が眼に浮かぶ。

このパターンの人は、極度の交感神経緊張型である。やせ型で骨が硬い、意志が強い、感情が激しい、視野が狭い、人生の目的が単純にしぼられている、などの特徴がある。日常の活動性の高さと睡眠時間の短さは、激動する歴史の中で変革をもたらす人物に欠かすことのできない条件である。悪くすると、死に急ぐことになる。典型的な交感神経優位型の「顆粒球人間」といえる。

逆に、副交感神経優位型は、ふくよかで皮膚がみずみずしく、感情がおだやかで、気配りができる。視野が広くいろいろなことに興味の対象も広い、などの特徴もある。代表的なところでは徳川家康のようなタイプであろうか。

副交感神経優位の人は持続力があり、ゆったりと睡眠も取り、「鳴くまで待とうほととぎす」などと言って、安定した歴史をつくっていくことになる。これらの人は、長寿の傾向があり、「リンパ球人間」の典型といえる。

かくいう私も、リンパ球比率は41％と明らかな「リンパ球人間」である。このような風変わりな本を書くぐらいだから、視野狭窄《きょうさく》のタイプというよりは全天候型アンテナの持ち主なのだと思う。睡眠時間も平均九時間と長いほうだし、野菜が好きでよく食べる。自分でも長生きしそうだなと感じている。その代わり酒を飲んで顆粒球を呼ばないと、元気が足りなくなる日もある。

◉免疫の男女差——男性は顆粒球型、女性はリンパ球型

免疫の男女差とは何か。簡単にいうと、〈顆粒球型の男性とリンパ球型の女性〉ということである。ここまで読み進んでこられた方なら、即座にこの理由を、「男性が交感神経優位、女性が副交感神経優位の傾向にあるため」と答えられるであろう。

白血球総数に占める平均的なリンパ球比率は、男性の31％（つまり顆粒球64％）に対し、女性が38％（顆粒球57％）となっており、体型的にも女性のふくよかさ、男性のごつごつした特徴は、免疫系の男女差を反映しているといえる。

また、男女差を発現している性ホルモンも、免疫の男女差を裏づけるものとなっている。

女性ホルモンは卵巣でつくられ、乳房や女性性器を発達させて、関連する細胞の分化成熟をうながす。一方、男性ホルモンは精巣（睾丸）でつくられ、男性性器や関連組織に働いて男性化をうながす。

左の構造図をちょっと見たかぎりでは、それほど大きな差があるようにも思えない。

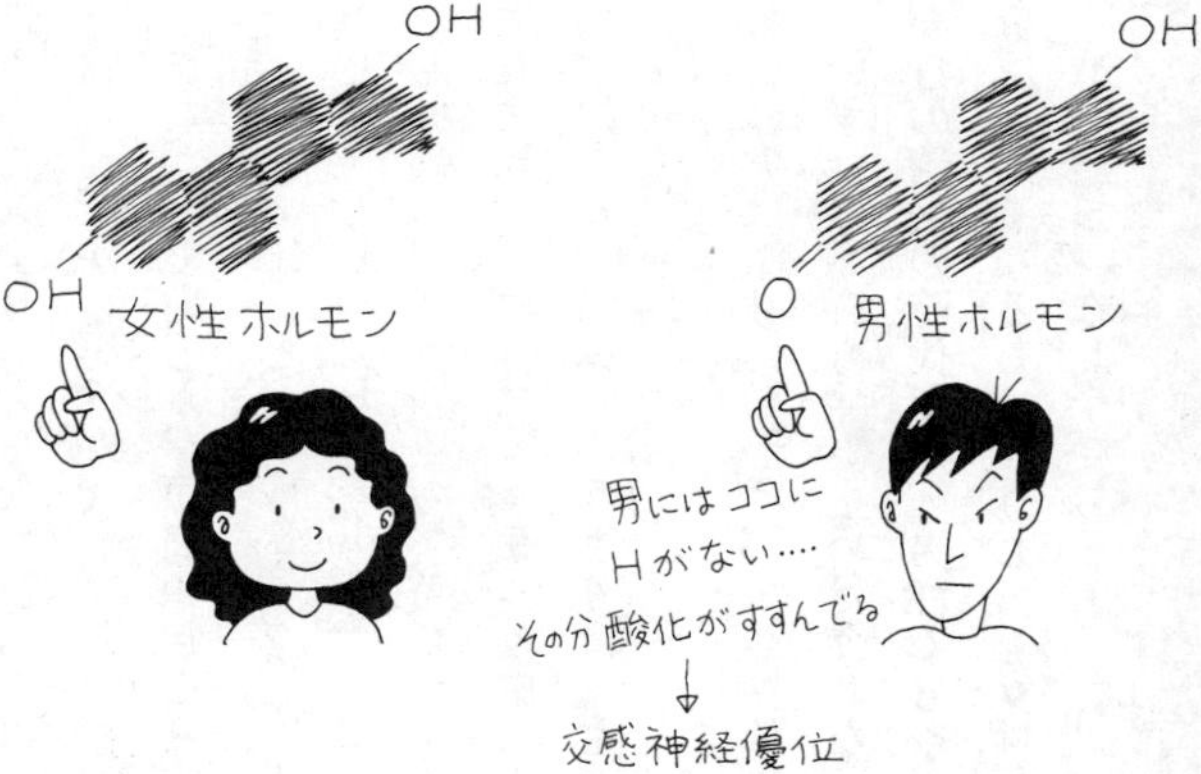
OH
OH
女性ホルモン
OH
O
男性ホルモン
男にはココに
Hがない….
その分酸化がすすんでる
交感神経優位

性ホルモンは、コレステロールの酸化によってつくられているが、コレステロール骨格に水酸基（－OH）二個をつけたものが女性ホルモン（図ではエストラジオール）、水酸基一個と酸素二個をつけたものが男性ホルモン（図ではテストステロン）である。

つまり、両方のホルモンに共通した－OH一個を勘定に入れないとすると、－OHと＝Oのちがいという、たったそれだけのことが、女性化と男性化の両極端な発育を誘導していることになる。

それぞれの持っている水酸基あるいは酸素は交感神経を刺激する作用があることから、性ホルモンはからだの活性化に役立つホルモンであるといえる。男性ホルモンのほうが、女性ホルモンよりもさらにコレステロールの酸化の度合が高く、交感神経刺激作用も少し強い。だから男性が女性より交感神経優位に傾くのである。

小さなことであるが、頭痛の起こり方も男女によってちがいがあることに最近気づいた。女性の場合、リンパ球が多いため、刺激に対して「驚き反応」（217頁参照）を起こしやすい（血圧の変化など）。このとき副交感神経反射が起こるため、血管がいったん拡張し、知覚過敏のズキズキするような痛みに襲われる。

これに対し、男性には「驚き反応」がほとんどなく、すぐに交感神経反射の血管の収縮が起こり、痛みというよりは、どちらかというと肩や首がこわばるような症状になることが多い。

起こり方は微妙にちがうが、最終的には交感神経緊張となっている点では同じなので、いずれの場合も痛み止めは使わないほうがよい（その理由は、150頁参照）。

今日の飽食の時代では、男性でもやや副交感神経優位に傾いている。男性ホルモンの分泌が悪くなると、どうしても女性化するようである。最近では、ことに女性的な男性が増えているようである。

第8章

なぜ免疫ができたのか

——免疫の歴史から未来免疫学へ

◉すりつぶした肝臓と胸腺外分化T細胞

第2章でアメリカ留学中にNK細胞抗体をつくったことを話した。その後、立て続けに論文を三五本も書いた。ところが、持てるもののすべてを出しきった状態で帰国したために、それからまたしばらく、しょんぼりする期間がやってきた。どうもこれが私の研究のリズムになっているらしい。

あるとき、外科の先生が肝臓を取り出したというのを聞き込んで、少しばかりその肝臓を分けてもらった。その肝臓がふにゃふにゃして軟らかそうだったので、留学時代、これと似た組織を見たことがあったのを思い出し、ふと、つぶしてみたくなった。

それは、治るがんとして知られている腎がんや黒色腫（別名メラノーマ、白人によくみられる病気）の組織だった。

これらの病気に冒された組織は、がん細胞の間にリンパ球の浸潤が起こっているので、軟らかいのである。これが硬い線維芽《せんいが》細胞の浸潤であると、リンパ球の浸潤する余地がなくなり、がんに対する免疫反応が起こらないといわれる。

こんなかすかな記憶があったためか、私はもらった肝細胞をなんとなくすりつぶした。すると、そこからＮＫ細胞がざくざく出てきたではないか。

　もともとＮＫ細胞は血液中にわずかに存在している（通常、白血球中の約10％）のに、リンパ節にも脾臓にも骨髄にもほとんど見られない。どこでつくられてどこに貯えられているのか、よくわからない細胞であった。一九八五年、私は肝臓にＮＫ細胞があることを発見したわけである。

　このことがあって以来、私には肝臓のリンパ球を調べるくせがついていた。

　いつものように肝臓をすりつぶしていたある日、そこに見慣れたＮＫ細胞とは様子のちがう変な細胞があるのを発見した。一九八九年（平成元年）四月、それが、私と胸腺外分化Ｔ細胞との出会いであった。

　そのころ、私は、ちょっと変わったＴ細胞の培養を好んで行っていた。常識的には、Ｔ細胞は、わずかな例外を除いては、細菌の刺激によって増殖することはないと言われていた。その例外の、細菌刺激で増殖するＴ細胞を、私は研究していたのである。

　普通のＴ細胞は、血清が10％程度存在するリンパ節や脾臓でよく増殖する。血清というのは、血液中の血球成分を除き、残りの血漿《けっしょう》成分中でも凝固しない黄色い上澄み液のことで、細胞にとっての栄養分である。といっても、普通の細胞は血清があまり多いと増殖しないのだが、私が調べていたT細胞は血清50％以上で増殖する性質を持っていた。

人間のからだで血清が多いのは肝臓であるから、その変なT細胞がおそらく肝臓にあるだろう、と当たりをつけてはいたのだ。

一般に、T細胞は、骨髄でつくられた未熟なリンパ幹細胞が胸腺大学へ進み、そこで抗原認識教育を受けてできたエリート細胞として知られている。見た目もなんとなく小ぶりで丸く「つるん」とはげあがった上品な細胞で、いかにもエリート然としている。特定の抗原がこないかぎり、仕事をせずに休止状態でエネルギーを貯えている。

しかし、私が肝臓で発見したT細胞は、胸腺大学の卒業生ではなく、「つるん」でもなく、いびつな形で、中に顆粒（これが殺しの毒物を含む）がいくつか見え、むしろNK細胞に近い風貌を持つ。心なしか、サイズも胸腺大学出よりは、やや大きい。「草の根エリート」とでも呼びたくなる野性味である。

さらに、これら「草の根組」のT細胞では、抗原認識のレセプターの数は、「大学組」の五分の一と少ない。また、「草の根組」T細胞は80％以上がヘルパーともキラ

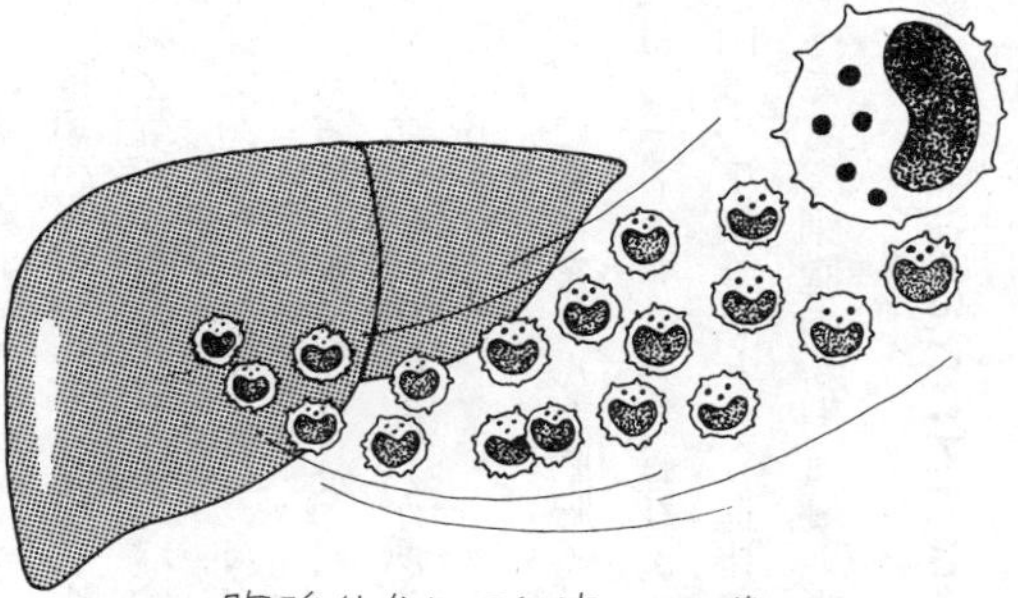

ーともつかないうえ、ＮＫ細胞を特徴づけるレセプターまで持っている。さらに、自分の体内の異常な細胞に対しても「殺し」を行う「自己応答性」を持つ、などなど、一般に知られているＴ細胞らしからぬ特徴が多々みられる。

「自己応答性」とは自分を攻撃することだから、本来あってはならないものだが、自分の細胞でも元気なやつもいれば、弱って死にかけのやつもいる。そんな死にかけの細胞を排除するときに、この「自己応答性」が発揮されるのである。

私は、見つけたその草の根エリートを「胸腺外分化Ｔ細胞」と名づけた。

胸腺大学を出ると出ないとで、働き方にちがいのあることは、その後だんだんわかってくるのだが、ＮＫ細胞、胸腺外分化Ｔ細胞、胸腺由来Ｔ細胞の三種類のリンパ球を、ためつすがめつしているうちに、私はあることに気がついた。

三種類のリンパ球を眺めてすぐに気がつくことは、分泌顆粒の数である。

第2章で、顆粒球とリンパ球が、進化のもとをたどれば大食細胞マクロファージの子孫であることは述べた。NK細胞などはリンパ球のくせに胸腺大学へは行っておらず、いまだに顆粒球のように、異物を食べる働きを残していたりして、どことなくマクロファージ時代の面影がある。とすれば、この細胞が三種類のうちで一番古いタイプにちがいない。

そこに顆粒を含んだ胸腺外分化T細胞、さらに胸腺由来のT細胞を並べると、ここにはっきりとリンパ球進化の道筋がみえてくる。「NK細胞→胸腺外分化T細胞→胸腺由来のT細胞」という進化である。もちろん形態のみならず蛋白質の発現の仕方を調べても、細胞の新旧は疑いようがなかった。

◉元祖白血球はどこでできたのか

それではリンパ球は、どのような過程をたどって進化したのであろう。

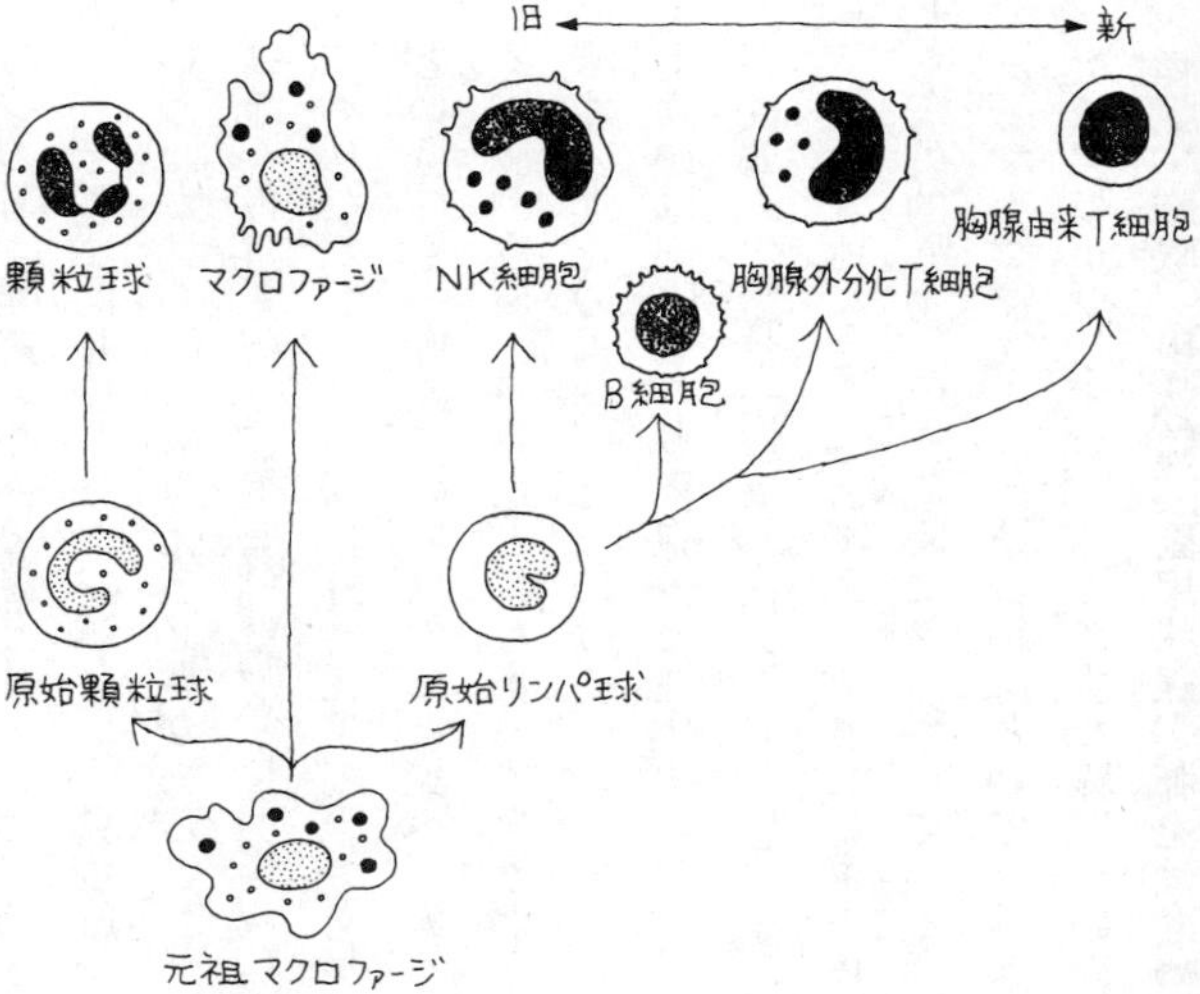

そもそも単細胞生物においては、自らが基本的防御細胞であった原始マクロファージから、二つの能力のうち「接着」の能力を受け継いだのがリンパ球であり、異物を食べ込む力を高めたのが顆粒球だった。

リンパ球は、マクロファージの食べる能力を次第に失った代わりに、異物との接着を専業とし、Ｔ細胞レセプターや免疫抗体といった接着分子の多様化によって、接着の能力を「認識」の能力（どんな異物が存在するかを識別する能力）に高めた。これが「抗原‐抗体反応」に活かされているのである。

リンパ球が現在の姿へと進化するには、およそ三つの段階があったのではないかと思う。それと同時に、リンパ球という免疫細胞をつくる造血器がどのように形成されていったかについても考える必要がある。

結論から言えば、「造血器は腸から進化した」ということになるが、それに気づかせてくれたのも、この胸腺外分化T細胞であった。

というのも、肝臓での発見のあと調べていくと、胸腺外分化T細胞は、肝臓だけでなく、腸や皮膚、子宮などにもあることがわかったのである。ここから私は、これらの臓器の進化の過程、さらにはそのルーツに目を向けざるをえなくなった。

生物が単細胞から多細胞へと進化するとき、はじめにできてくるのが、からだをおおう皮膚（外胚葉上皮）と、口から肛門までの腸管（内胚葉上皮）である。

皮膚は海水にさらされており、腸にはあらゆる異物や有毒物質が入ってくる。いずれも、外的異物という危険にさらされている。まず、この二つの部位で、元祖白血球であるマクロファージが防御細胞として準備されたことはまちがいない。

次に、腸が少しずつ、さまざまな臓器への変貌を遂げる。最終的に、腸からは肝臓や膵臓、胸腺、甲状腺、副甲状腺、肺をはじめ、たくさんの臓器ができてくる。扁桃腺と虫垂は非常によく似ているが、どちらもルーツが腸だと思えば納得がいく。ふだんはリンパ球がほとんどを占めているのに、ときとして顆粒球が浸潤することもよく似ている。風邪をひいて扁桃腺が腫れたあとに虫垂炎を起こすのは、虫垂がお腹の中の扁桃腺なのだと考えると、不思議でもなんでもない。同じときに同じように炎症反応を起こす、これすなわち同調である。

外胚葉と内胚葉だけの二胚葉生物（クラゲなどの腔腸動物）から三胚葉生物（線虫などの寄生虫やミミズなどの環形動物）へと進化し、臓器の多様化の前段階である腹腔ができたころ、原始顆粒球ができ、同時に原始リンパ球としてのNK細胞の原型ができたのではないかと、私は想像している。ここをリンパ球進化の第一段階としておこう。

◉多細胞生物への進化の過程でリンパ球ができた――えらから胸腺へ

進化の途上、腸から派生してくる重要な臓器といえば、なんといってもえらである。

２５５頁の図をご覧いただきたい。

下等な二胚葉生物では、呼吸はまだ外胚葉で行われていた。ところが、腸管が発達し、形態変化するようになると、腸の上部での呼吸、腸の下部での消化吸収というように機能が分担されるようになってきた。

まず、呼吸を行う外胚葉（皮膚）の一部が陥没して、えら穴が形成される。これによって、泳いだだけで海水が入ってくるようになり、そこから酸素を取り込むようになった。同時に、腸の下部でも同様に上皮の陥没が起こり、肝臓ができてくる。

今から約五億年前、えら呼吸のはじまりが脊椎動物の出現と一致しているといわれ、代表的な生物としては、魚の先祖といわれているホヤ（正確にはホヤの幼生）が挙げられる。

皮膚、えら、腸、肝臓といった、外界と近接している部分に、そろそろT細胞やB細胞のご先祖様が出現する。

防御細胞としてマクロファージしか持っていなかったときは、異物に出会えば、飲み込んでやっつけるばかりで、小さすぎて飲み込めない異物に対しては対抗手段がなく、個体は死ぬ以外になかった。リンパ球の発生は、多細胞生物へと進化する過程で、微小な異物に対処するための必然的な出来事だったのである。

ここでできたリンパ球は、T細胞系の古いタイプのリンパ球であるNK細胞と、胸腺外分化T細胞であるが、このときB細胞系でも自己抗体をつくりやすい細胞（古い

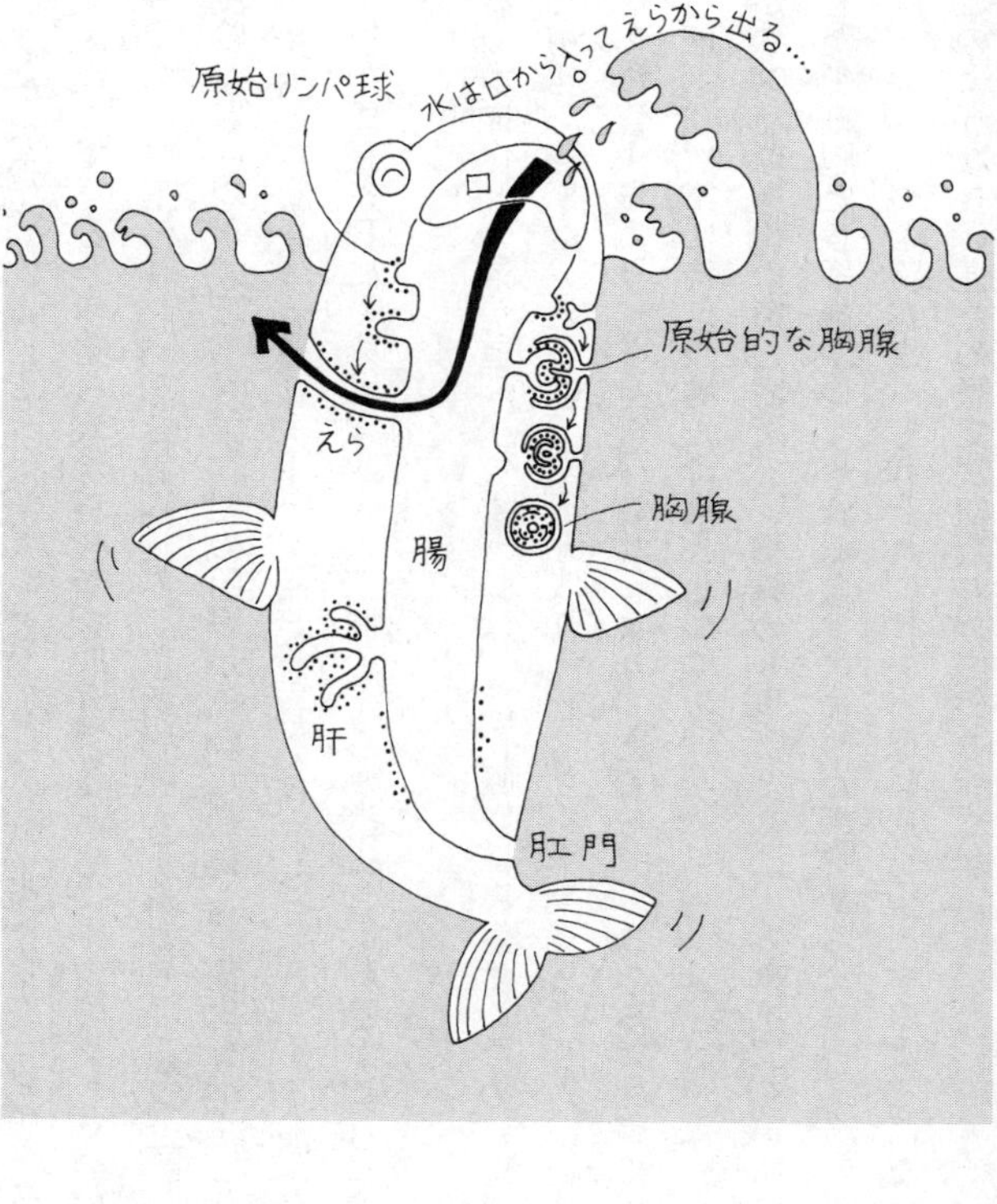
水は口から入ってえらから出る……
原始リンパ球
口
原始的な胸腺
えら
胸腺
腸
肝
肛門

B細胞）が同じく外界近接部位に生じている。これがリンパ球進化の第二段階である。

さらに進化が進んでくると、えら穴から酸素を取り込むときに、穴のまわりの皮膚が次第に近寄って、皮下のリンパ球を包み込み、原始胸腺が形成される。

ドイツの動物学者ヘッケルは、妊娠初期の胎児が魚から動物への変化を示すことを有名な「個体発生は系統発生を繰り返す」という言葉で指摘しているが、人間でも、羊水の中の胎児の成長過程において、四〜六週間でえらが消失し、胸腺がこれに取って代わる。

同時に臓器の多様化と分業が進み、まず、腸は、消化吸収に専念するために造血機能を肝臓にまかせた。また、えらは、酸素を取り込むことを本業としはじめ、胸腺にリンパ球製造を移管するようになった。これにより、あちらでもこちらでもつくられていたリンパ球が、次第に特定の場所に集合してくる。

このころがリンパ球進化の第三段階で、胸腺の登場とともに、外来抗原を専門に担当する進化したT細胞とB細胞がつくられるようになったのである。

肝臓と胸腺という二つの臓器が、それぞれにリンパ球製造を担当するようになった背景には、このような長い進化の歴史が横たわっている。

これと並行的に起きたもう一つの重要な出来事が、生物の上陸であった。

◉なぜ骨髄で血液がつくられるようになったのか

血液がつくられている部位が骨髄であることは、ほとんどの方がご存じであろう。骨髄は、骨の中空の部分を充たす軟らかい組織である。この臓器ができたのは、生物が進化の過程で上陸に踏み切ったことと密接な関係がある。

今から三億六千万年前、生物は、淡水魚から両生類に進化して上陸に成功した。もちろん、それ以前からも生物は上陸を試みていたであろうが、空気中からの酸素の取り込みに成功し、さらに皮膚の乾燥に耐えることができなければ、死滅を繰り返すほかはなかった。

陸に上がるためには、海水中からでなく空気中から酸素を取り込めるように、からだを準備しておかねばならない。具体的には、えら呼吸から肺呼吸への移行である。水中生活をしていた生物でもそろそろ肺を持つようになってきていたが、乾燥への適応がむずかしく、上陸の準備には数千万年を要している。

ところで、呼吸器以外にも必要な上陸の準備があった。ずばり、腎臓から骨髄への造血組織の進化である。

もともと魚類の造血臓器は腎臓にある。上陸は淡水魚の仲間によって成し遂げられているが、淡水魚は、淡水という電解質（ナトリウムイオン、カルシウムイオンなど）の少ない環境からイオンを吸収するために、たくさんの水を取り込んで尿をつくる必要があり、腎臓（前腎）を大きく発達させていた。

取り込む水の量が多ければ、異物も体内に多く取り込むことになる。血液の中に異物や細菌がまじっているときに、それが排泄器官である腎臓に集まる。そこで腎臓は、尿をつくると同時に防御細胞としての顆粒球を準備したわけである。

魚を食べるとき、注意してみればわかるが、脊椎骨の下、腹側の部分にぴっしりとくっついている茶色の軟らかい臓器が腎臓である。これは、骨の中心部にあるものと実質的に変わりはないが、手も足もない状態で地面に腹をこすりつけて上陸したのであるから、この臓器が常に地面と擦《す》れている腹にあることは、なんとしても危険である。

これを守るために、人間の胎児と同じように、腎臓を分節状にして、発達する骨によってまわりをくるりとひと包みすることによって、骨髄がつくられたのである。

魚では肝臓でも一部の造血が行われているが、上陸のとき、過剰な酸素ストレスによって肝臓の造血機能は完全に失われ、骨髄が専門的な造血担当臓器となる。以後、肝臓は胆汁やアルブミンの製造に精を出すようになる。

◉出生時の肺呼吸開始にみる生物上陸時の試練

先ほどヘッケルの言葉を引いたが、われわれの日常の中でみられる生物の上陸のドラマといえば出産——新しい生命の誕生である。

産声が、胎児の臍帯《さいたい》呼吸から新生児の肺呼吸に切り替わる合図である。誕生時の肺呼吸開始と、そのときに吸い込む酸素は、赤ちゃんにとっては、このうえなく大きなストレスとなる。

それまで羊水の中で行っていた臍帯呼吸が、母体の外に出た瞬間、まったく別の肺による呼吸に切り替わるのだから、赤ちゃんにしてみれば、まさに晴天の霹靂《へきれき》、大きな災難にはちがいない。その証拠に、このとき、新生児は一時的にではあるが、全身で急激な顆粒球の増加を示す。

実際、人間でもマウスでも、出生前には顆粒球増加は認められないのに、出生後数時間での顆粒球増加は、血液中だけでなく全身の組織でもみられ、出生前の三倍の血液一立方ミリメートル中、一万五〇〇〇個にまで跳ね上がっている。

このようにして急増した顆粒球は、例によって活性酸素を出し、肝細胞や肝臓の造血組織を破壊することがある。これが、新生児肝炎や、新生児黄疸である。もっと程度のひどい二万個を超えるような顆粒球の増加があったとき、新生児は死亡する。乳児死亡の原因のほとんどが、この顆粒球増加による。

出生時の肝臓の造血機能の消失をみると、水生動物が上陸を果たすときに一様にみられたものと同じく、これが「酸素ストレス」によって起こっていることがわかる。

〈上陸の試練は、今も出生時の「肺呼吸の開始」に残されている〉。

見方によれば、新しいストレスへの適応が進化であるともいえるのである。

たとえば、マウスにストレスを与える実験——長時間ギーギーという、いやな音を聞かせるなど——で、普通ならば顆粒球が増えるのに、三、四日たつと慣れるらしく、本来ならストレスで増えるはずの顆粒球すら増えてこない。ストレスへの適応に成功したのである。

仕事やスポーツ、苦しい環境などなんでもよいが、自分の能力の許容範囲を上回る

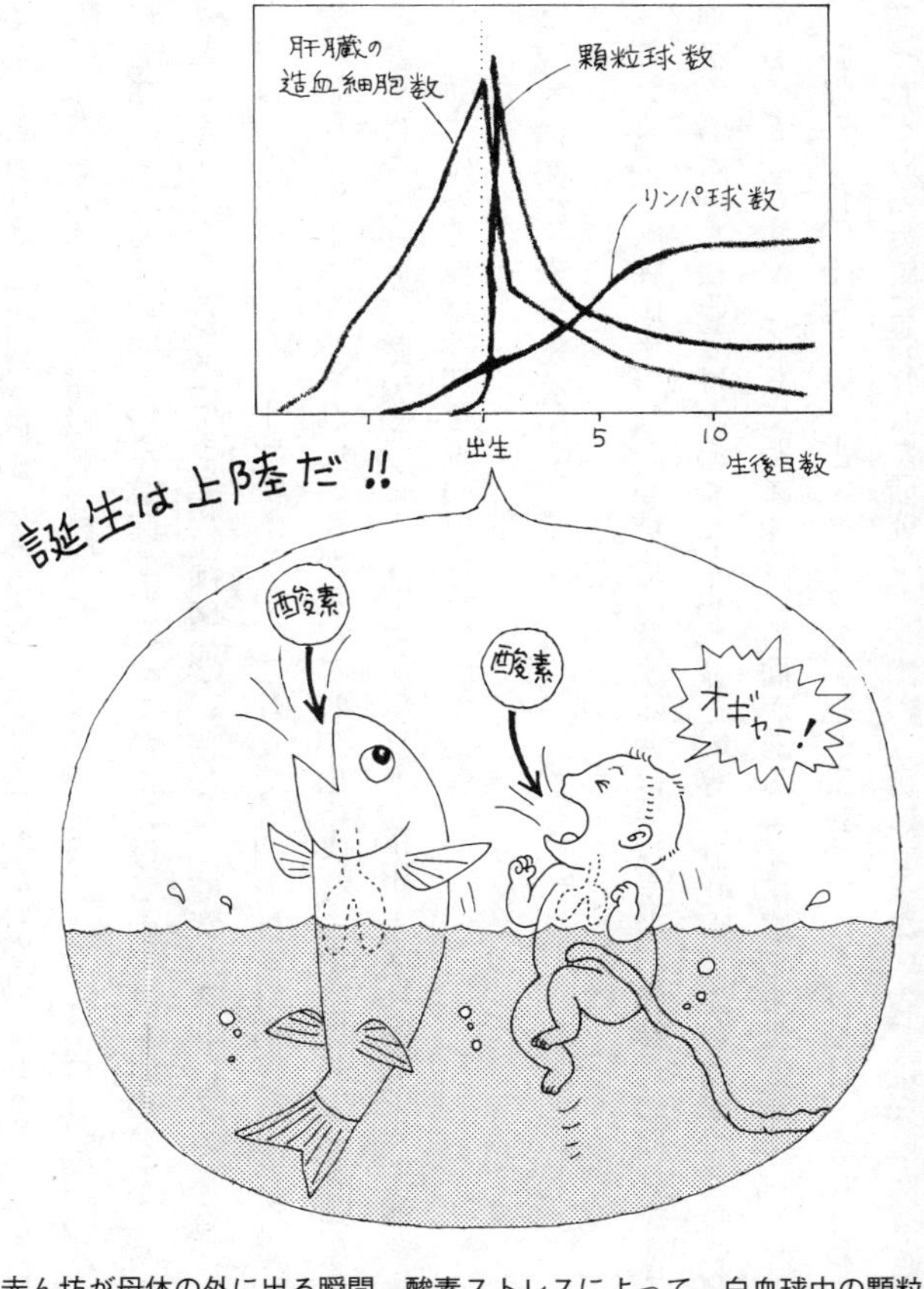

赤ん坊が母体の外に出る瞬間、酸素ストレスによって、白血球中の顆粒球レベルはいっきに跳ね上がる。それとともに、肝臓の造血機能は消失してしまう。これは、生物上陸のドラマの再現ともいえる。

ものに挑戦することは、確かに大きなストレスにちがいない。しかし、それに適応し、乗り越えることで階段を一段昇れることも、また一つの真実である。「ストレスは必ずしも悪くない」という意味がわかっていただけるのではないかと思う。

ところで、〈**ストレスによる顆粒球増加**〉、さらに〈**酸素がストレスである**〉ということは、本書の大切なテーマであるが、これまで外国や日本の小児科の教科書に新生児の顆粒球増加は記載されていながら、これが出生直後の出生に起因する現象だという認識はなかった。酸素をストレスととらえる「福田-安保の法則」を知った人なら、新生児の顆粒球増加を説明できるはずである。

◉温故知新の「未来免疫学」

これまで、胸腺由来のリンパ球を研究するのは免疫学者、顆粒球の研究をするのは血液学者という棲み分けがあったと思う。その専門分化が、生体防御や免疫の概念そのものを、むずかしくしてしまっている面があるように感じられる。

胸腺外分化T細胞という古いタイプの細胞と出会ってから、私は、現在行われているそれぞれの分野に特化した研究は、氷山の一角にすぎないのではないか、と思うようになった。

われわれの研究は、免疫の機構を顆粒球とリンパ球の二本立てでとらえることによって、免疫学者と血液学者の溝を埋めるものとなるのではないだろうか。自分たちの発見をこうして本の形にすることで、免疫のしくみはもっとやさしい言葉でたくさんの人に理解されるものになると思う。そのやさしい免疫学を称して、私はあえて「未来免疫学」と呼びたいのである。

「未来免疫学」が、古い細胞に眼を向けることから生まれた、いわば「温故知新の免疫学」であることは、ある意味で逆説的である。

しかし、われわれ人間でも、自分が置かれている現在の状況や未来のことをより深く考えるために、歴史を学び、ものごとの由来を尋ねる。細胞も古いタイプのものを見つけ、その性質を知ることによって、現在広く行き渡っている「免疫は抗原－抗体反応だ」とか、「自己と非自己」という考え方が、実は免疫のほんの一面しか表現していないということがわかってくる。いずれも、進化したリンパ球だけしか問題にしていないからである。

私の考えでは、広い視野を持って生体防御機構としての免疫を眺めるには、やはり免疫細胞のルーツ、マクロファージまでさかのぼり、単細胞生物時代を思い起こす必要があると思う。

マクロファージは、単細胞生物の、自らがマクロファージの働きを兼ねていた時代、さらには次の原始多細胞生物時代からあった、すべての免疫細胞のご先祖様である。**〈最も原始的だからこそ、からだにとって最も大切な防御細胞である〉**ことは、マクロファージのない子供が生まれてくることさえできず死産してしまうことをみても明らかである。防御細胞の親玉マクロファージは、アドレナリンレセプターとアセチルコリンレセプターを併せ持ち、交感神経の刺激にも副交感神経の刺激にも対応して、いつでも働けるようになっている。

その子孫である顆粒球はマクロファージからアドレナリンレセプターを受け継ぎ、リンパ球はアセチルコリンレセプターを受け継いで、自律神経と上手に連動し、交感神経優位では顆粒球、副交感神経優位ではリンパ球といった分業で働いている。マクロファージの二つの働きを分け合い、防御効率を高めているのである。

すでに述べたように、私は、リンパ球の進化を明らかにし、「抗原‐抗体反応」を担っていない古いリンパ球が、今なおわれわれのからだを守っていることを突き止めた。その古いタイプのリンパ球であるNK細胞と胸腺外分化T細胞は、顆粒球と同じようにアドレナリンレセプターを持ち、顆粒球と同じ日内リズムで交感神経優位の活動時に働いている。そこがおもしろいところで、古いがゆえにマクロファージに近い性質を残しているのであろう。

これに対し、胸腺大学を出た進化したT細胞やB細胞では、副交感神経優位の「休息」の状態で生体防御を行っている。

こうしてみると、「抗原‐抗体反応」以外にも、からだを守る機構は常に働いていることがわかる。**〈顆粒球、リンパ球の二本立てに、そのご先祖様であるマクロファージをいつも忘れず免疫を考えること〉**。これが、「未来免疫学」のエッセンスなのである。

あとがき

大学を卒業して二年間、内科研修を行ったが、患者さんを診ながら、ほかならぬ自分自身の具合が悪くなって困った。リウマチ患者の変形した手を見ると、自分の手が痛くなる。末期の肺がん患者の呼吸が苦しそうだと、こちらの胸が苦しくなる。

これは大変なことになったと思ったが、病気でもない自分の具合が悪くなることで、「病は気から」という言葉の意味が身にしみてわかった。

その後、当時最新の学問であった免疫学を専攻し、NK細胞（殺し屋）やT細胞（エリートリンパ球）の研究をはじめた。研究の過程で、これらの白血球細胞が日内リズムや年内リズムをもって周期的に変化していることに気づいた。免疫と環境の相関を知ったことは、大きな驚きであったが、それから十年ほど、胸腺外分化T細胞（草の根エリート細胞）の研究などに没頭し、そのころの研究を忘れていた。

ところが、一九九四年（平成六年）十二月に、外科医の福田稔さんと出会って、いっぺんに当時のデータが頭によみがえってきた。福田さんは、「天気のいい日にゴルフに行こうとすると、きまってアッペ（虫垂炎）の患者がやってきて、ゴルフに行けなくなる」という独特の語り口で、「高気圧と組織傷害の関連」という非常にユニークなテーマを持ち込んで、私の遠い記憶を呼びさましてくれたのであった。

このようにして、私は再び「外的環境と生体の同調」を研究テーマの一部に取り入れることになった。

研究を再開して驚いたのは、からだの防御機構が完全に自律神経系の調節下に置かれていることだった。そして、その調節を明快に反映する現象として、脈拍数の変動や白血球（とくに顆粒球とリンパ球）の数の増減があることがわかった。証拠は続々と出てきたが、それを見すごさずに「発見」につなげることができたのは、先人の見出した法則からの少なからぬ影響があった。

一つは、私の恩師である故・斉藤章《あきら》先生（元東北大学医学部講師）の「生物学的二進法」で、免疫系と自律神経系の同調にその真骨頂がある。自律神経のレベルを示す針が、交感神経か副交感神経のどちらへ振れるかによって、白血球中の顆粒球とリンパ球の比率が変わることを、今から三十年前に指摘した斉藤先生は、私にはじめて「顆粒球人間」と「リンパ球人間」のイメージを与えてくれた人でもある。

もう一つは、藤田恒夫先生（解剖学者、内分泌学者、新潟大学名誉教授）の「パラニユーロン説」である。これは、神経細胞（ニューロン）とペプチド系の内分泌細胞を、「パラニューロン（ニューロンに並ぶもの）」という一つの仲間としてとらえ直すという説である。私も、その向こうを張って「感受‐分泌細胞」という概念をつくり、いろんな細胞を仲間にしてしまった。

福田さんとともに研究をはじめてみると、次々と新しい知見が加わり、これまで誰もが漠然と経験的に理解していた生体反応の意味が、自律神経と白血球の同調から科学的に明らかになってきた。

これに気をよくして私たちは、「福田‐安保の法則」というあやしげな理論を打ち立て、何事もこの法則を引っ張り出して考えるようになった。「交感神経と顆粒球」、「副交感神経とリンパ球」という二種類の神経と免疫の関係を、あらゆる生体反応の中に見つけるたびに、私たちは先を争って報告し合ってきた。

本書は、私が観察したいろいろな現象を、「福田‐安保の法則」に照らして楽しみながら解明した記録である。まだまだ裏づけの足りないものも多いが、自分の頭の整理のためにも、本の形にまとめた。

自律神経と白血球の働き方は、人によって微妙にちがう。そのちがいによって、私は、人間を「顆粒球人間」と「リンパ球人間」という二つのタイプとしてとらえてみた。といっても、人間がいつもこの二種類に分かれるとか、この二つが対立概念だというのではない。一人の人間も時と場合によって、「顆粒球人間」になったり「リンパ球人間」になったりする。そこがおもしろい。生命はいつもリズミカルに揺れ動いているのである。

「顆粒球人間」または「リンパ球人間」として人間をとらえることによって、一つの現象を裏からも表からも見ることができる。このような視点を持つことによって、人間や生命体に対する理解が深まると、私は確信している。

二十一世紀には、いろいろな分野で新しい考え方が導入され、進歩していくと思うが、この本の考え方によって、免疫学にも新しい時代が開かれると期待している。また、読者にとっては、この本が自分を知る手がかりを与えてくれ、生き方や健康への指針にもなってくれるものと思う。

著者

著者紹介
安保 徹（あぼ　とおる）
1947年、青森県生まれ。東北大学医学部卒業。現在、新潟大学大学院医歯学総合研究科教授。専門は免疫学。米国・アラバマ大学留学中の1980年、「ヒトNK細胞抗原CD57に対するモノクローナル抗体」を作製。89年には胸腺外分化T細胞を発見、96年には白血球の自律神経支配のメカニズムを解明するなど、免疫学の世界的権威として知られる。
おもな著書に、『免疫革命』（講談社インターナショナル）、『人が病気になるたった2つの原因』（講談社）、『体温免疫力』（ナツメ社）、『こうすれば病気は治る』（新潮文庫）、『「まじめ」をやめれば病気にならない』（PHP新書）、『かたよらない生き方』（海竜社）、『疲れない体をつくる免疫力』（三笠書房）など多数。

本書は、1997年5月にインターメディカルより刊行された『未来免疫学』を改題し、大幅に加筆・修正したものである。

ＰＨＰ文庫　病気になる体質を変える！
免疫健康学

2011年7月22日　第1版第1刷

著　者　安　保　徹
発行者　安　藤　卓
発行所　株式会社ＰＨＰ研究所
東京本部　〒102-8331　千代田区一番町21
文庫出版部　☎03-3239-6259（編集）
普及一部　☎03-3239-6233（販売）
京都本部　〒601-8411　京都市南区西九条北ノ内町11
PHP INTERFACE　http://www.php.co.jp/
組　版　有限会社エヴリ・シンク
印刷所
製本所　図書印刷株式会社

ISBN978-4-569-67612-8